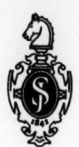

Peter Hofmann (Hrsg.)

Dysthymie

Diagnostik und Therapie der chronisch depressiven Verstimmung

Springer-Verlag Wien GmbH

ao. Univ.-Prof. Dr. med. Peter Hofmann
Universitätsklinik für Psychiatrie, Graz, Österreich

Das Werk ist urheberrechtlich geschützt.
Die dadurch begründeten Rechte, insbesondere die der Übersetzung, des Nachdruckes, der Entnahme von Abbildungen, der Funksendung, der Wiedergabe auf photomechanischem oder ähnlichem Wege und der Speicherung in Datenverarbeitungsanlagen, bleiben, auch bei nur auszugsweiser Verwertung, vorbehalten.

Die Wiedergabe von Gebrauchsnamen, Handelsnamen, Warenbezeichnungen usw. in diesem Buch berechtigt auch ohne besondere Kennzeichnung nicht zu der Annahme, dass solche Namen im Sinne der Warenzeichen- und Markenschutz-Gesetzgebung als frei zu betrachten wären und daher von jedermann benutzt werden dürften. Produkthaftung: Sämtliche Angaben in diesem Fachbuch/wissenschaftlichen Werk erfolgen trotz sorgfältiger Bearbeitung und Kontrolle ohne Gewähr. Insbesondere Angaben über Dosierungsanweisungen und Applikationsformen müssen vom jeweiligen Anwender im Einzelfall anhand anderer Literaturstellen auf ihre Richtigkeit überprüft werden. Eine Haftung des Autors oder des Verlages aus dem Inhalt dieses Werkes ist ausgeschlossen.

© 2002 Springer-Verlag Wien
Ursprünglich erschienen bei Springer-Verlag/Wien 2002

Satz: Exakta, A-1180 Wien

Umschlagbild: Getty Images/Image Bank/Alfred Gscheidt

Gedruckt auf säurefreiem, chlorfrei gebleichtem Papier – TCF
SPIN 10864985
Mit 4 Abbildungen

Die Deutsche Bibliothek - CIP-Einheitsaufnahme

Ein Titelsatz für diese Publikation ist bei
Der Deutschen Bibliothek erhältlich

ISBN 978-3-211-83764-1   ISBN 978-3-7091-6107-4 (eBook)
DOI 10.1007/978-3-7091-6107-4

Vorwort

Die Dysthymie ist eine von jenen depressiven Erkrankungen, die viel zu selten diagnostiziert und auch zu selten entsprechend therapiert werden. Dies hat zum Einen damit zu tun, dass es sich um ein Krankheitsbild handelt, das Schwierigkeiten in der Abgrenzung bereitet, das in der Grundstörung oft durch Begleiterkrankungen überdeckt ist und durch historische Konnotationen wie „depressiver Charakter", „chronifizierte neurotische Depression" den Hauch des Unbehandelbaren hatte.

An diesen Einschätzungen hat sich bereits Grundsätzliches geändert, es muss aber noch vieles an Aufklärung und Öffentlichkeitsarbeit getan werden, um die Dysthymie in einem anderen Licht zu sehen. Wir verfügen heute über sehr vielversprechende Therapiemöglichkeiten, sowohl auf pharmakologischen, als auch auf psychotherapeutischem Gebiet. Vieles wissen wir über die Erkrankung, ihren Verlauf, über diagnostische Abgrenzungen und Differentialdiagnosen. Dennoch zeigt der relativ geringe Umfang unseres Büchleins bei allem Bemühen um umfassende Darstellung, wie gering die Datenlage ist. Es lässt sich jedoch soweit feststellen: Die Dysthymie ist heute eine gut behandelbare Krankheit mit dann entsprechend günstiger Prognose. Die große Gefahr des Selbstmordes, das Hinzukommen schwerer depressiver Verstimmungen und weiterer Komplikationen ist gut abwendbar.

Es war uns ein Anliegen, das Problemfeld Dysthymie von vielen verschiedenen Seiten zu beleuchten. Mein Dank gilt den Autoren, die dazu beitragen haben in diesem Kompendium aktuelles Wissen über Dysthymie in verschiedenen Bereichen darzustellen und so ein prägnantes praxisorientiertes Handbuch zu erarbeiten.

Peter Hofmann
Graz 2002

Inhalt

Historische Entwicklung und Wandel des Dysthymiebegriffes
T. Lahousen, P. Hofmann und G. Bertha 1

Epidemiologie dysthymer Störungen
H. Hinterhuber 11

Dysthymie in verschiedenen Lebensaltern
H.G. Zapotocky 21

Zur Biologie der Dysthymie
N. Thierry, C. Barnas und S. Kasper 33

Pharmakotherapie der Dysthymie
P. Hofmann, T. Lahousen und H. Scholz 39

Psychotherapie bei Dysthymie
B. Steinbrenner und M. Steinbauer 59

Worunter verbirgt sich die Dystymie?
H. Scholz, C. Knoflach-Reichert und P. Hofmann 71

Literatur 79

Autorenverzeichnis 93

Historische Entwicklung und Wandel des Dysthymiebegriffes

T. Lahousen, P. Hofmann und G. Bertha

1. Einleitung

Der Begriff der Dysthymie wurde erstmals 1980 im Diagnosesystem DSM-III (Diagnostic and Statistical Manual, 3. Ausgabe) festgelegt. Es wurde hier das Spektrum an chronisch verlaufenden milden depressiven Störungen unter einem Begriff zusammengefasst und so Diagnostik und wissenschaftliche Untersuchungen erleichtert. Obgleich nicht synonym wurde bereits eine Vielzahl an Bezeichnungen benutzt, um die Dysthymie zu beschreiben. So findet man sie als depressives Temperament (Kraepelin, 1921; Kretschmer, 1936; Schneider, 1958), neurotische Depression (DSM-II, American Psychiatric Association, 1968), depressive Persönlichkeit (Chodoff, 1972), hysteroide Dysphorie (Liebowitz und Klein, 1979) und Charakter-Spektrum Störung (Akiskal, 1980) beschrieben.

Da in vielen Studien die heterogene Natur der neurotischen Depression gezeigt werden konnte (Klein, 1974; Kendell, 1976; Akiskal et al, 1978; Klerman et al, 1979), führte das DSM-III den Begriff der Dysthymie ein und ersetzte das Konzept der neurotischen Depression des DSM-II. Ein wichtiger Aspekt dieser Überarbeitung liegt darin, dass die Dysthymie nun eindeutig den affektiven Störungen und nicht den Persönlichkeitsstörungen zugeteilt wurde.

Die Frage, ob die Dysthymie zu den affektiven Störungen oder zu den Persönlichkeitsstörungen zählt, mit allen daraus resultierenden Auswirkungen in klinischer und wissenschaftlicher Hinsicht, ist ohne Kenntnis der historischen Wurzeln nur schwer nachvollziehbar. Viele Diskussionen wurden ob dieser Frage geführt (zum Beispiel Burton und Akiskal, 1990), ohne dass je näher auf den geschichtlichen Ursprung der Dystyhmie eingegangen worden wäre.

Wie ist die Bezeichnung Dysthymie in der Vergangenheit verwendet worden und wie haben sich die zugrundeliegenden Konzepte in dieser Zeit geändert?

2. Vor dem 19. Jahrhundert

Der um 460 v. Chr. geborene griechische Arzt Hippokrates erstellte eine psychosomatische Typologie, wonach unterschiedliche Temperamente auf das Mischungsverhältnis der vier Körpersäfte Blut, Schleim, gelbe und schwarze Galle zurückzuführen sind.

Neben dem heiteren Sanguiniker, dem aufbrausenden Choleriker und dem gemächlichen Phlegmatiker gab es noch den schwermütigen (schwarzgalligen) Melancholiker. Die Theorie der Körpersäfte sah schwarze Galle als die Ursache von Melancholie.

Das melancholische Temperament war bereits bei Hippokrates und Aristoteles von großer Bedeutung (Jackson, 1986). Hippokrates (460–377 v. Chr.) meinte, dass Melancholie aus Phobie und Dysthymie bestünde (Leibbrand und Wettley, 1961).

Robert Burtons Anatomie der Melancholie (1628) und Albrecht Dürers berühmte Radierung Melencolia I sind gute Beispiele dafür wie Barock- und Renaissancekünstler Melancholie und das melancholische Temperament sahen; nicht oder nicht nur als Krankheit, sondern als Disposition für bestimmte positive Fähigkeiten, zB für einen „klaren Verstand" (Brieger und Marneros, 1997).

Das griechische Wort „dysthymia" bedeutet ursprünglich „schlechte Laune" und ist auch heute mit genau der gleichen Bedeutung in Verwendung.

Erst sehr viel später war Esquirol einer der ersten Psychiater, der affektive Störungen als eindeutige Geistesstörung erkannte, die er „lypemanie" nannte (Esquirol, 1820).

3. Das frühe 19. Jahrhundert: erneuter Gebrauch des Begriffs der „dysthymia"

Carl Friedrich Flemming (1799–1880), der die Ideen Esquirols gut kannte, war der erste Psychiater, der von Dysthymie sprach, obgleich ein deutscher Pathologe namens Stark (1838) die Bezeichnung vor ihm verwendete, um Störungen der Stimmung von denen des Willens (*dysbulias*) und des Intellekts (*dysnoesias*) zu unterscheiden. Flemming (1844) veranschaulichte sehr gut die Änderungen, die die Psychiatrie in der Mitte des 19. Jahrhunderts durchmachte.

Seit 1824 war Carl Friedrich Flemming in Schwerin als praktischer Arzt tätig. 1830 wurde er leitender Arzt der neu errichteten Anstalt Sachsenberg, später Obermedizinalrat und Geheimer Medizinalrat und war bis 1854 Direktor der Anstalt. Große Verdienste erwarb sich Flemming auf dem Gebiet der naturwissenschaftlichen Unterbauung der Psychiatrie. Seine Erkenntnisse veröffentlichte er in den Jahren 1833 und 1851 in seinen Schriften über „Die Irrenanstalt Sachsenberg". Im Alter von 55 Jahren zog sich Flemming zurück. Die Gründe sind nicht klar, könnten jedoch mit dem aufkommenden Konservatismus zu tun haben. Flemming gründete das erste erfolgreiche psychiatrische Journal in Deutschland, die „Allgemeine Zeitschrift für Psychiatrie".

Er unterschied zuerst zwischen „anoesia" (Störungen des Verstandes), „dysthymia" (Störungen des Gemüts) und „mania" (Tobsucht, Wut) und beschrieb unterschiedliche klinische Subformen der Dysthymie, einschließlich heller und freundlicher, sowie dunkler und düsterer Formen. Insgesamt betrachtete Flemming seine Diagnose der Dysthymie in der Tradition von Esquirols Konzept der „lypemanie".

Er verstand unter Dysthymia eine „Depravation" der psychischen Kraftäußerungen mit vorwaltender Störung der Gemütstätigkeiten. Die Symptome zeigten sich in Form von Anomalie der Zustandsempfindungen, der Stimmung, der Gemütserregbarkeit, der Gefühlsbegehrungen (Neigungen) und der Gefühlsbestrebungen (Triebe). Nach dem Typus unterschied er zwischen *D. transitoria s. subita* (plötzliche Dysthymie), *D. continua* (anhaltend), *D. remittens* (nachlassend), *D. adstricta* (partiell), *D. atra* (syn. Melancholia, Lypemanie Esqu.), *D. candida* (heiter), *D. mutabilis* (veränderlich) und *D. sparsa* (apathisch).

Interessanterweise gab er sein Diagnosesystem einige Jahre später wieder auf (Flemming, 1859) und kritisierte alle Versuche, solche Systeme zu erstellen als mangelhaft an wissenschaftlichen Beweisen (Brieger und Marneros, 1997). Später führte er (Flemming, 1876) wieder vier Diagnosen ein, die klinisch ausreichend fundiert waren. Nach Kahlbaum waren zwei von ihnen „katatonia" und „hebephrenia", während die anderen zwei von der französischen Psychiatrie abgeleitet waren: „paralytische megalomania" und eine Form der zirkulierenden Geisteskrankheit, die Flemming ins Deutsche übersetzte als „Zirkel-Wahnsinn", wobei er sich offensichtlich auf die Arbeit von Falret (1851) und Baillarger (1854) bezog (Brieger und Marneros, 1997).

Flemmings Wechsel von einem auf Theorie basierenden Diagnostiksystem zu einer Ablehnung aller Theorie, und zu einem System, basierend auf klinischen Beobachtungen, war von Kahlbaum stark beeinflusst (1863).

Dieser Psychiater, der die meiste Zeit seines Lebens als Direktor eines privaten Krankenhauses verbrachte und nur für drei Jahre an einer Universität arbeitete, veröffentlichte ein grundlegendes Buch über psychiatrische Klassifikationen im Jahr 1863. Er überarbeitete frühere Klassifikationssysteme weitgehend und kam zu dem Schluss, dass diese bloß auf Theorie basierten und nicht genug Wert auf klinische Beobachtungen und Verlaufsbeobachtungen legten. Da er ein ausgezeichneter Beobachter und Kliniker war, unterschied Kahlbaum zwischen den Gesamt- und Teilstörungen der Seele. Die Gesamtstörungen verglich er mit Griesingers und Neumanns Konzept der „einheitlichen Psychosis" (Jackson, 1986). Eine Untergruppe nannte er *varietas circularis*, in Übereinstimmung mit Falrets und Baillargers Konzepten der „zirkulierenden Geisteskrankheit", während seine Teilstörungen der Seele dem französischen Konzept der „monomanie" ähnelten. Wie Stark unterteilte er die Teilstörungen in Störungen der Stimmung (*dysthymia*), Störungen der Intelligenz (*Paranoia*) und Störungen des Willens (*diastrephia*) (Brieger und Marneros, 1997). Aus nicht ganz klaren Gründen, (Katzenstein, 1963) wurden die Schriften Kahlbaums zuerst wenig geschätzt und hatten auf die Psychiatrie bis zur Jahrhundertwende keinen maßgeblichen Einfluss.

Zusammenfassend zeigten sich um die Mitte des 19. Jahrhunderts zwei wichtige Entwicklungen:

1. Flemming war einer der ersten Psychiater, der eine Unterscheidung zwischen affektiven Störungen, die er „dysthymia" nannte und nicht-affektiven Störungen machte.
2. Kahlbaum zeigte den begrenzten Wert der auf Theorie basierenden Klassifikationssysteme auf und schlug eine Klassifikation der Geisteskrankheiten entsprechend klinischer Beobachtung und Verlauf vor.

4. Kraepelin

Die Klassifikation der psychiatrischen Störungen änderte sich völlig in den Jahren zwischen 1895 und 1915. Die psychiatrische Krankheitslehre wurde durch die Zweiteilung Kraepelins in *Dementia praecox* und „manisch-depressive Geisteskrankheit" dauerhaft geändert. Er beschrieb vier Grundzustände: die depressive Veranlagung (oder konstitutionelle Verstimmung), die manische Veranlagung (oder konstitutionelle Erregung) sowie die reizbare und zyklothyme Veranlagung und bezeichnete diese als „von Jugend an bestehende Veränderung(en) des Seelenlebens" (Kraepelin, 1909–1915). Dabei konnte sich aber durchaus aus einer depressiven Veranlagung heraus eine manische Episode entwickeln. Dem liegt die Idee eines affektiven Kontinuums zugrunde, das einen weiten Bogen von einzelnen affektiven Symptomen und unterschwelligen chronischen Persönlichkeitsmerkmalen bis hin zu schweren endogenen Psychosen umschreibt (Judd, 2000). Ein solches Kontinuum beinhaltet unterschwellige, subsyndromale und auch sogenannte „subaffektive" Formen (Brieger und Marneros, 1997).

Kraepelin ließ den Begriff der „dysthymia" fallen, behielt aber die Bezeichnung „cyclothymia" für milde Formen der manisch-depressiven Geisteskrankheit bei. Interessanterweise gab Kraepelin, obgleich er „dysthymia" nicht als Terminologie für die depressive Konstitution behielt, eine klare Beschreibung ihrer Psychopathologie (Kraepelin, 1909–1915):

> „Beginnend in der Adoleszenz (...) zeigen sie eine bestimmte Empfindlichkeit gegenüber den Sorgen, Enttäuschungen und Bürden des Lebens. Alles belastet sie (...), ihr ganzes Leben ist durch ihr Leiden beeinflusst, sie fühlen sich schwach, ohne Energie (...), diese Patienten haben ein großes Bedürfnis zu schlafen, schlafen aber

erst sehr spät ein (...), morgens fühlen sie sich nicht erfrischt sondern müde (...) und erst während des Tages erreichen sie einen angemessenen Zustand. Diese Krankheit manifestiert sich normalerweise während der Adoleszenz und bleibt unverändert während des Lebens fortbestehen."

Diese hier beschriebenen Patienten sind mit denen identisch, die in Arbeiten aus derselben Zeit beschrieben werden (Akiskal, 1983) und würden zweifellos die DSM-IV Kriterien für Dysthymie, besonders die Kriterien in seinem Anhang erfüllen (APA, 1994). Mitterweile konnten mehrere der Beobachtungen Kraepelins bestätigt werden: Die Dysthymie fängt häufig in der Adoleszenz (früher Beginn) an und hat einen chronischen Verlauf (Kovacs et al, 1994), sie ist assoziiert mit subjektiv empfundener Unzulänglichkeit und Anhedonie (Hays et al, 1995) und typische depressive Muster können beobachtet werden (McCullough et al, 1994). Kraepelin berichtete über die familiäre Häufung aller Formen der manisch-depressiven Geisteskrankheit, einschließlich der „dysthymia" (Maier et al, 1992, Klein et al, 1995) und wusste, dass sich eine ausgeprägte Melancholie auf der Grundlage einer konstitutionellen Dysthymie (Verstimmung) entwickeln kann – eine Idee, die an das heutige Konzept der *double depression* erinnert (Keller und Shapiro, 1982).

Konkurrenten der Konzepte Kraepelins, unter ihnen Adolf Meyer (1927) kritisierten wiederholt das Zusammenfassen aller Formen der affektiven Störungen in das Konzept der manisch-depressiven Geisteskrankheit. Der aus der Schweiz stammende und an der Johns-Hopkins-Universität in Baltimore lehrende Psychiater Adolf Meyer war weniger an den „psychobiologischen" als an den „psychosozialen" Ursachen der Erkrankung interessiert. Er bevorzugte den Begriff der Depression, da dieser im Gegensatz zum Begriff der Melancholie, der eine biologische Verursachung umfasst, hinsichtlich der Erkrankungsursache neutraler ist.

5. Kretschmer und Schneider

In der Tradition der Typenlehre brachte der Tübinger Persönlichkeitsforscher und Psychiater Ernst Kretschmer unter anderem den Körperbau mit psychischen Erkrankungen in Verbindung. Nach Kretschmer handelt es sich bei der Dysthymie um ein angeborenes Temperament, das eine Veranlagung für Depression darstellt.

Kretschmer (1921) arbeitete intensiv an einer Theorie, die Konstitution, Beschaffenheit, Temperament, und Geisteskrankheit miteinander verband. Seine Entdeckungen (Kretschmer, 1921) waren einige Zeit einflussreich, sind aber jetzt hauptsächlich von historischen Wert, da Untersuchungen entsprechende Zusammenhänge etwa zwischen pyknischem Körperbau und zyklothymen Temperament widerlegten (Zerssen, 2002). Nichtsdestoweniger haben die Ideen Kretschmers das moderne Konzept der subaffektiven Störungen beeinflusst. Kurt Schneider (1946) hingegen sah eine unterschiedliche Typologie von zwei endogenen Psychosen: „cyclothymia" und „schizophrenia", die keinen kausalen Zusammenhang zur Persönlichkeit oder zumTemperament zeigten. Sein Buch über die Psychopathologie erwies sich als so erfolgreich, dass in vielen Teilen der Welt die Bezeichnung Cyclothymie ein Synonym für die manisch-depressive Krankheit wurde und die ehemalige Bedeutung einer „milden oder konstitutionellen" Form verloren ging. Schneider ist im Bereich der subaffektiven Störungen aus einem anderen Grund wichtig. In seinem Konzept der „psychopathischen Persönlichkeit", fasste er die „Psychopathen" als spezielle Form der abnormalen Persönlichkeit auf, die lediglich „Varianten der Norm" waren (Schneider, 1923). Mit dieser Definition beeinflusste er grundlegend moderne Konzepte der Persönlichkeitsstörungen. Anhand klinischer Beobachtung beschrieb er 10 Arten von Psychopathen. Drei von diesen haben eindeutige affektive Merkmale: depressive, hyperthymische und emotional labile Psychopathen, welche nichts mit der cyclothymia zu tun hatten wie Kurt Schneider es verstand: Er betrachtete immer psychopathische Persönlichkeiten als eine Variante der Norm und nicht als eine Krankheit (Brieger und Marneros, 1997).

6. Weitbrecht

Die Bezeichnung „dysthymia" spielte im 20. Jahrhundert der Psychiatrie bis zu den siebziger Jahren eine kleinere Rolle. Weitbrecht versuchte jene Depressionen näher zu erfassen, die aus dem manisch-depressiven Formenkreis herausfielen und die doch zweifellos Krankheiten und nicht abnorme seelische Reaktionen waren, also keinen rechten Platz im Kraepelin'schen Schema hatten. Er verstand unter Dysthymie depressive Reaktionen mit endogenem Einschlag („ein Ärgernis für die strenge Diagnostik, jedoch ein Faktum, das umso weniger zu bezweifeln ist, je mehr man sich mit der Psychopathologie depressiver Zustände beschäftigt" Weitbrecht, 1952), depressiv gefärbte Erschöpfungszustände, inkretorisch verursachte „symptomatische" Depressionen und vegetative Dystonien mit schwerer depressiver Färbung. Es handelt sich hier um jene Depressionszustände, die weder einfach psychoreaktiv, noch im Sinne des exogen symptomatischen Reaktionstyps (Bonhoeffer) Folge von zugrunde liegenden körperlichen Leiden sind, sich in wesentlichen Zügen vom manisch-depressiven Formenkreis unterscheiden und als endogen bezeichnet werden (Weitbrecht, 1952).

Er verwendet den Ausdruck endo-reaktive Dysthymie, weil hier neben dem Begriff endogen, der die Krankheit meint, die große Bedeutung der psycho- und somatoreaktiven Faktoren und ihre Verflochtenheit mit dem endogenen Element zum Ausdruck kommt (Weitbrecht, 1952). Vorherrschend handelte es sich um lang dauernde Entbehrungssituationen, Einbuße von Heimat und Geborgenheit, Beruf und sozialer Eingliederung, Verlust geliebter Angehöriger etc, die zu solchen Dysthymien führen. Dabei treten meist schon von Anfang an sogenannte vegetative Dysfunktionen wie Störung der Verdauung, des Kreislaufs, Kopfschmerzen, Schwindel etc mit in Erscheinung.

Für diese Dystyhmien gilt, dass sie ausnahmslos mit einem ausgesprochenen Krankheitsgefühl einhergehen und lang hingezogene Verläufe zeigen.

Einige andere Autoren, zB E. Kahn (1928) und K. Leonhard (1968) schlossen diesen Terminus in ihre Klassifikation der „psychopathischen Persönlichkeitsstörungen" ein und beschrieben damit Personen, die unter chronisch gestörten und irritierten Stimmungen leiden. Unter dem Einfluss der psychodynamischen Psychiatrie in dieser Zeit wurde jedoch die Diagnose der „neurotischen Depression" wichtiger und löste die Dysthymie ab (Völkel, 1959).

7. Eine Änderung des Paradigmas in der affektiven Forschung: 1960–1980

Mit der Entdeckung der Antidepressiva in den 50er Jahren wurden affektive Störungen entsprechend ihrer Ätiologie in organische, endogene, reaktive und neurotische Depression eingeteilt (ICD-9, WHO 1987).

In den folgenden 15 Jahren änderte sich die Betrachtungsweise der affektiven Störungen erneut. Erstens erinnerten Forschungen von Angst (1966), C. Perris (1966) und Winokur et al (1969) an die Bedeutung der lange vernachlässigten Unterscheidung zwischen den unipolaren und bipolaren Störungen, zweitens wiesen eine Reihe einflussreicher Artikel in den späten sechziger und siebziger Jahren (zB Paykel, 1971; Winokur und Morrison, 1973; Akiskal und McKinney, 1975 und Kendell, 1976) auf die Fehler und mangelhafte Zuverlässigkeit der zeitgenössischen Diagnosestrategien (ICD-9 und DSM-II) für affektive Störungen hin, sodass in weiterer Folge funktionsfähige Diagnosekriterien wie das RDC und das DSM-III vorbereitet wurden. Eine grundlegende Kontroverse in der Entwicklung des DSM-III war die Frage, ob die Diagnose „neurotische Depression" enthalten sein sollte. Mehrere Studien (Akiskal et al, 1978; Klerman et al, 1979) zeigten, wie wenig brauchbar der Krankheitsbegriff „neurotische Depression" wegen seiner diagnostischen und prognostischen Heterogenität war, sodass sich 1979 der Vorbereitungsausschuss für das DSM-III auf die Diagnose „dysthymische Störung" einigte, die einen Kompromiss zwischen den deskriptiv (Neo-Kraepelinianern) und den psychodynamisch orientierten Psychiatern darstellte (Bayer und Spitzer, 1985). Akiskal (1983) versuchte, Subformen wie *subaffective dysthymia* (eine auf Antidepressiva ansprechende Form) und „Charakter-Spektrum Störung" (nicht auf Antidepressiva ansprechend) sowie die „unvollständig remittierte, residuale Major Depression" und die „chronisch sekundäre Dysthymie" zu differenzieren. Die „subaffektive Dysthymie" sah Akiskal eng mit den affektiven Störungen verwandt, hingegen die „Charakter-Spektrum Störung" mit den Persönlichkeitsstörungen – besonders den dependenten und histrionischen – assoziiert.

Nichtsdestoweniger gab es eine weitgehende Übereinstimmung, dass die Dysthymie eine chronisch verlaufende Form einer Stimmungsstörung ist, die prinzipiell mit Pharmakotherapie (Kocsis et al, 1996; Thase et al, 1996) kombiniert mit Psychotherapie behandelbar ist. Nach weiteren Arbeiten von Akiskal et al (1977) und anderen (Spitzer et al, 1978) wurde die Diagnose „cyclothymische Störung" auch im DSM-III unter dem Kapitel „Stimmungsstörungen" eingeschlossen.

Das spätere ICD-10 folgte dieser Entwicklung, obgleich ein geringfügiger Begriffsunterschied zwischen ICD-10 und DSM-IV besteht. Das ICD-10 listet die dysthymischen und cyclothymischen Störungen unter der gemeinsamen Überschrift „anhaltende affektive Störung" (F 34) auf, wodurch auf den chronischen Verlauf hingewiesen wird, während das DSM-IV auf den unipolar-bipolaren Unterschied hinweist und folglich die beiden Störungen zwei unterschiedlichen Kapiteln innerhalb der affektiven Störungen zuteilt.

8. Zusammenfassung

Obgleich die Bezeichnungen „cyclothymia" und „dysthymia" einige Jahre früher (Flemming) eingeführt worden waren, fing die Entwicklung des Konzeptes der subaffektiven Störung eigentlich mit Kahlbaum an, der die subklinische Formen „cyclothymia", „hyperthymia" und „dysthymia" beschrieb.

Früher Beginn, chronischer Verlauf, familiäre Häufung, subjektiv empfundene Unzulänglichkeit, *double depression* und andere Eigenschaften der dysthymia finden sich bereits in den Schriften Kraepelins.

Wissenschaftlicher Fortschritt kann durch mangelnde Vertrautheit mit den historischen Wurzeln in der Psychiatrie gehemmt werden (Brieger und Marneros, 1997). Dieses scheint in der Geschichte der subaffektiven Störungen zumindest zweimal geschehen zu sein.

Erstens wurden die Beobachtungen Kahlbaums von den meisten Autoren des späten 19. Jahrhunderts nicht beachtet. Zweitens wurde das Konzept Kraepelins der manisch-depressiven Geisteskrankheit zu prominent, sodass die unipolar/bipolare Unterscheidung größtenteils in Vergessenheit geriet.

Diagnosesysteme, die auf klinischen Beobachtungen anstelle von Theorie basieren, erwiesen sich als sinnvoll und hielten über die Zeit hin stand (Kahlbaum und Kraepelin), besonders wenn die Forscher selbst flexibel genug waren, sich neuen Entwicklungen anzupassen, was zweifellos auf Kraepelin zutraf. Andere Diagnosesysteme mit einem starren, theorieorientierten Hintergrund waren schnell überholt.

Durch systematische klinische Verlaufsbeobachtungen, Erhebung der Familienanamnese und Laborauswertungen kam es bei vielen Patienten zu einer Reklassifikation hinsichtlich ihrer Diagnose. Viele, denen man früher eine Persönlichkeitsstörung oder neurotische Störung attestiert hätte, werden heute mit der Diagnose Dysthymie bedacht. Es war sicherlich auch ein Gebot unseres technischen und pragmatischen Zeitalters, auch in diesem Bereich eine Vereinheitlichung und Vereinfachung zu treffen wie dies im DSM-III erfolgt ist. Der Vorteil dabei ist zweifelsfrei, dass die diagnostische Vereinheitlichung nun eine breite Ausgangsbasis für viele wissenschaftliche Forschungsprojekte bietet.

So wären allein die in den letzten zehn Jahren durchgeführten Studien hinsichtlich eines Therapieerfolges von Psychopharmaka bei der Dysthymie davor nicht möglich gewesen.

Es bleibt abzuwarten, ob unser heutiges ICD-10 und DSM-IV nur eine Etappe in dem Sinne darstellt, dass fürs erste ein Sieg des Empirismus über die Therorie zu verzeichnen ist, wobei aufgrund der heutigen Strukturen internationaler Spitzenforschung kaum anzunehmen ist, dass individuelle Theorienbildung von Vordenkern wieder einen maßgeblichen Stellenwert erreichen wird.

Epidemiologie dysthymer Störungen

Hartmann Hinterhuber

1. Probleme der Definition und Klassifikation dysthymer Störungen und deren Auswirkungen auf die epidemiologische Forschung

Ältere epidemiologische Studien können für unsere Fragestellung „Wie häufig sind dysthyme Störungen?" nicht herangezogen werden, da die als „Psychopathien" oder als Persönlichkeitsstörungen angesehenen zyklothymen, hyperthymen oder depressiven Charaktere nicht als milde chronische Affekterkrankungen identifiziert wurden.

Den Begriff „Dysthymie" führte Flemming 1844 ein:
Den Verlauf der Gemütsstörungen unterschied er in eine akute Dysthymia, eine anhaltende (*Dysthymia continua*) und eine remittierende Form (*Dysthymia remittens*). Nach der domierenden Symptomatik wurde zwischen einer melancholischen Form, der *Dysthymia atra* und der Hypomanie, der *Dysthymia candida* differenziert. Die *Dysthymia mutabilis* kennzeichnete einen bipolaren Wechsel der beiden erwähnten Formen. Allgemein wurden unter Dysthymia oder Dysthymie jene Formen der Depression verstanden, die mit Denkhemmung, hypochondrisch-neurasthenischen Leibbeschwerden, Angst und missmutig gereizter Verstimmung einhergehen. Als Dysthymiker bezeichnete E. Kahn alle jene abnormen Persönlichkeiten, deren Störungen in erster Linie auf dem Gebiet des Temperaments liegen:

Zu ihnen zählte er die Gruppen der Hyperthymiker, der Hypothymiker und der Poikylothymiker. Seit den Untersuchungen von Kraepelin und Kretschmer wurde immer wieder auf ein vermehrtes Vorkommen subdepressiver, dysthymer, zykloider und zyklothymer Persönlichkeiten bei Patienten mit affektiven Störungen und deren Familien hingewiesen. All diesen Autoren war jedoch bekannt, dass nicht alle manisch Depressiven prämorbid subdepressiv oder dysthym waren, sowie dass – umgekehrt – nicht alle subdepressiven oder dysthymen Persönlichkeiten auch affektiv schwer erkrankten.

H. J. Weitbrecht prägte 1952 den Terminus „endoreaktive Dysthymie". Darunter verstand er jene reaktiven Depressionszustände mit deutlichem subjektivem Krankheitsgefühl, die mit Traurigkeit besonders des „vitalen"

Typs, mit Angst, Hypochondrie und vegetativen Störungen einhergehen. In der Vorgeschichte der Patienten mit endoreaktiver Dysthymie fand Weitbrecht körperliche Schwächezustände mit verzögerter Rekonvaleszenz bei gleichzeitig bestehenden schweren psychischen Dauerbelastungen. Von den abnormen Erlebnisreaktionen grenzte Weitbrecht die endoreaktive Dysthymie durch die Schwere und die „Leibnähe" der Verstimmung ab.

H. J. Eysenck bezeichnete die Dysthymie neben der Hysterie als eine der beiden neurotischen Varianten. Da er neurotische Angstzustände, reaktive Depressionen und Zwangssyndrome unter dem Namen „Dysthymie" subsummierte, entsprach dieser Begriff weitgehend jenem der „Psychasthenie", der von P. Janet im 19. Jahrhundert eingeführt worden ist.

Dysthyme Patienten verbergen sich auch in den „subaffektiven Formen": unter diesem Titel werden viele mildere Verlaufsformen affektiver Störungen subsummiert. Als „subaffektive Dysthymie" wurden milde periodische Depressionen benannt (Akiskal et al, 1979 und 1983; Roy et al, 1985). Im angelsächsischen Raum wird Dysthymie oft als *minor depression* bezeichnet.

Die ICD 10 definiert „Dysthymia" als chronische depressive Verstimmung, die nach Schwergrad und Dauer der einzelnen Episoden nicht die Beschreibungen und Leitlinien einer leichten oder mittelgradigen rezidivierenden depressiven Störung erfüllt. In der Vorgeschichte und besonders bei Beginn kann jedoch die Symptomatik einer leichten depressiven Episode bestanden haben. Die Betroffenen fühlen sich oft monatelang müde und depressiv, sie können aber auch zusammenhängende Perioden von Tagen oder Wochen beschreiben, in denen sie ein gutes Befinden angeben.

Trotz bestehender subjektiv empfundener Unzulänglichkeit, trotz Schlafstörungen, Anhedonie und des Gefühls, das Leben nur mit hoher Anstrengung bewältigen zu können, sind die Patienten in der Lage den wesentlichen Anforderungen des Tages gut zu entsprechen. Charakteristische Anzeichen der Dysthymia sind die langdauernden, depressiven Verstimmungen, die gewöhnlich früh im Erwachsenenleben bzw. in der Jugend beginnen und mehrere Jahre dauern, manchmal auch lebenslang.

Da in der DSM-III Definition die Dysthymie sehr breit definiert wurde, finden sich in jenen Studien, die diese Klassifikation verwenden, sehr hohe Komorbiditätszahlen. Eine hohe Komorbidität stellt die Eigenständigkeit der Erkrankung „Dysthymie" in Frage. Aus diesen Gründen erfolgte im DSM-IV und im ICD-10 eine neue Definition dysthymer Störungen. Die Schwierigkeiten in der Diagnostik dysthymer Störungen spiegelt auch die Kontroverse wieder, die innerhalb der Autoren des DSM-IV ausgetragen wurde: Die Ergebnisse der Feldstudie zu den affektiven Störungen legte nahe, dass die als „Forschungskriterien" bezeichneten Symptome eine Dysthymie besser charakterisieren würden als jene, die im DSM-III-R und DSM-IV benutzt werden. Vor einer Veränderung der derzeitigen DSM-IV-Serien müssen jedoch noch zusätzliche bestätigende Nachweise eingeholt werden.

Nach DSM-IV darf die Diagnose einer dysthymen Störung *nach* einer *major depression* nur dann gestellt werden, wenn die dysthyme Störung bereits vor der ersten depressiven Episode aufgetreten ist, oder wenn vor dem Beginn der Dysthymie mindestens zwei Monate lang eine vollständige Remission der Major-Depression bestanden hat.

Tritt nach Ablauf des ersten Zweijahreszeitraumes eine Dysthymie als eine depressive Episode auf, empfiehlt das DSM-IV beide Störungen als *double depression* zu diagnostizieren. Kehrt die depressive Symptomatik jedoch auf das Niveau einer dysthymen Störung zurück, sind also die Kriterien einer depressiven Episode nicht mehr erfüllt, darf nur die Diagnose einer dysthymen Störung gestellt werden. J. Angst bezeichnet den von Keller und Shapiro (1982) bzw. von Kashani et al (1985) eingeführten Begriff der *double depression* als ein „Artefakt der Definition": affektive Erkrankungen können sich als milde oder schwere Syndrome am selben Patienten manifestieren.

Eine Nähe zur Dysthymie weist noch die *subthreshold depression* auf, die häufig auch mit der *minor depression* gleichgesetzt wird. Diese milde Formen von Depressionen erreichen die vom DSM-IV sowie dem ICD-10 geforderte Schwere der Psychopathologie von affektiven Störungen nicht. Sie sind sehr häufig und werden vorwiegend von Allgemeinmedizinern behandelt (Hays, 1995; Sherbourne, 1994). Die psychosozialen Beeinträchtigungen sind aber sehr ausgeprägt. Die genannte Diagnose ist besonders dann in Frage zu stellen, wenn sie von der *major depression* abgelöst wird. Auch Marneros betont, dass diese Fälle weitgehend identisch sind mit den chronifizierten subdepressiven Syndromen bei unipolaren oder bipolaren Erkrankungen. Marneros sieht in den meisten Fällen persistierende Alterationen nach einer der genannten Erkrankungen.

Dysthyme Störungen können in Verbindung mit Persönlichkeitsstörungen auftreten, häufig mit abhängigen, histrionischen, narzißtischen, vermeidend-selbstunsicheren und Borderline-Persönlichkeitsstörungen. Die Diagnostik der Persönlichkeitsstörung ist in diesen Fällen schwer, da die chronische affektive Verstimmung zu Veränderungen im zwischenmenschlichen Verhalten und zu einer verzerrten Selbstwahrnehmung führen kann. Auch diese Fälle verzerren in vielen Feldstudien die Häufigkeitsangaben von dysthymen Störungen.

Die Dysthymia hat – zusammenfassend – einerseits sehr viel mit den älteren Konzepten einer anhaltenden ängstlichen Depression, einer depressiven Neurose, einer depressiven Persönlichkeitsstörung und einer neurotischen Depression gemeinsam. Andererseits ist die differentialdiagnostische Abgrenzung gegenüber einer *major depression* oft dadurch erschwert, dass beide Krankheitsbilder vergleichbare Symptome aufweisen und retrospektiv die Unterschiede hinsichtlich des Beginnes, der Persistenz, der Dauer und des Schweregrades nicht leicht beurteilbar sind. Auch J. Angst (1987) hielt fest, dass „mildere depressive Syndrome, oder mildere psychische

Störungen überhaupt sehr viel schwerer zu klassifzieren" sind. Die Diagnose ist sehr subjektiv und deren Ermittlung deutlich schwieriger als die einer voll ausgeprägten depressiven Episode.

Die Prävalenz und Inzidenz dysthymer Störungen schwankt somit in den unterschiedlichen epidemiologischen Studien sehr: Ein Grund liegt in den dargestellten Schwierigkeiten in der Definition und Klassifikation der Erkrankung.

2. Prävalenz und Inzidenz dysthymer Störungen

Auch unter Berücksichtigung enger diagnostischer Kriterien sind dysthyme Störungen häufig. Aufgrund von Metaanalysen kann die Lebenszeit-Prävalenz der dysthymen Störungen mit 6% angegeben werden, die Punktprävalenz mit 3%. In diese Zahlen sind jene Fälle inkludiert, die auch eine überlagerte Major Depression aufweisen. Frauen leiden 2–3-mal häufiger als Männer unter dysthymen Störungen.

Die Punktprävalenz für *minor depression* wurde in der New Haven Studie mit 6,8% angegeben: Dies ist deutlich mehr als jene 1,3%, die Roberts und Vernon 1982 für Kalifornien angegeben haben. In der Zürich-Studie (Angst und Dobler-Mikola, 1985) fand sich in einer Kohorte von 21- bis 24-jährigen für *minor depressive disorder* ein Prozentsatz von 4,4. In der großen NIMH Epidemiologic Catchment Area (ECA Studie) wurde der Anteil der Dysthymien bei Männern mit 1,2 bis 2,6, bei Frauen mit 2,1 bis 3,8% beziffert. Die Lebenszeitprävalenzrate für Dysthymien (nach DSM-III) wurden mit 2,1 bis 3,2% beziffert. Das Geschlechtsverhältnis Männer zu Frauen betrug etwa 1 : 2.

Lee fand in seiner nach dem ECA-Design konzipierten Studie eine Dysthymie-Lebenszeitprävalenz von 2,4% in Korea, Wells von 6,4% in Neuseeland. Wittchen bezifferte in Deutschland diese Prävalenz mit 3,95%. Faravelli fand in Florenz eine 1-Jahresprävalenz von 3%.

Alle Studien stimmen darin überein, dass Frauen häufiger an Dysthymie erkranken als Männer. Weissman bezifferte das diesbezügliche Risiko für Frauen als 1,5-fach erhöht, Stefansson fand in Island für Frauen ein 5-fach erhöhtes Risiko.

Im Kollektiv der städtischen Obdachlosen von Los Angeles war die Dysthymie 2,3-mal häufiger anzutreffen wie in der Normalbevölkerung. Alle anderen psychiatrischen Erkrankungen waren jedoch deutlich höher vertreten, Koegel fand in diesem Kollektiv beispielsweise eine 27-fach erhöhte Schizophrenierate.

Mezzich und Fabrega konnten in der Klientel US-amerikanischer Universitätskliniken bei 6,3% bzw. 4,9% der Patienten die Diagnose „Dysthymie" erheben. Die aufgelisteten epidemiologischen Untersuchungen haben die DSM-III Definition der Dysthymie zur Grundlage. Die engeren DSM-IV und ICD-10 Kriterien würden zu niedrigeren Prävalenzen führen.

In unserer ICD-9 orientierten epidemiologischen Untersuchung einer alpinen Kleinregion (Hinterhuber, 1982; 1983) haben wir dysthyme Störungen nicht als eigene diagnostische Einheit erhoben. Im Rahmen einer neuerlich durchgeführten Auswertung der Ergebnisse kann von einer Dysthymie-Prävalenz von 1,8 % ausgegangen werden.

Frauen erkranken früher an dysthymen Störungen (Devanand, 1994). Ein früher Beginn der dysthymen Störungen ist oft mit erlebter physischer oder sexueller Gewalt verbunden. Früher Beginn scheint auch mit schwächeren Beziehungen zu den Eltern zu korrelieren (Liverdi et al, 1995). Tritt die Störung in der späten Kindheit auf, weisen diese Patienten – verglichen mit jenen mit depressiven Episoden – eine größere Komorbidität auf der Achse 2 auf. Pepper et al (1995) geben einen Wert von 60 % gegenüber 18 % an. Patienten mit einer *double depression* sind durchschnittlich jünger als solche mit einer reinen Dysthymie.

Patienten mit dysthymen Störungen weisen ein nicht geringes Risiko für die spätere Entwicklung einer *major depression* auf: 10 % der Patienten mit Dysthymie leiden ein Jahr nach erfolgter Diagnosenstellung unter der Symptomatik einer *major depression*, auch wenn sie in der Vergangenheit niemals darunter gelitten haben.

Besteht vor dem Auftreten einer depressiven Episode eine dysthyme Störung, kann dies als negativer Prädiktor gewertet werden: Die Wahrscheinlichkeit von symptomfreien Intervallen ist geringer, eine höhere Frequenz für folgende Episoden wahrscheinlich. Auch Kovacs et al (1994) betonten, dass dysthyme Patienten ein größeres Risiko für nachfolgende affektive Störungen aufweisen: dysthyme Störungen können als früher Marker für rezidivierende affektive Erkrankungen bezeichnet werden.

3. Dysthyme Störungen in der Kindheit

Die dysthyme Symptomatik beginnt – ähnlich der Sozialphobie und der generalisierten Angst – schon im ersten Lebensjahrzehnt. Resch (2002) beziffert dysthyme Störungen bei Jugendlichen mit 1,6 bis 8 % und betont, dass sich eine hohe Komorbiditätsrate findet. Im Kindes- und Jugendalter sind die häufigsten komorbiden Diagnosen der *major depression* die dysthyme Störung und die Angststörung, beide werden mit 30 bis 80 % Komorbidität angegeben.

Bei Kindern ist diese dysthyme Symptomatik bei beiden Geschlechtern gleich häufig. Nicht selten wird vor einer Dysthymie eine Beeinträchtigung schulischer Leistungen oder eine Störung des Sozialverhaltens dokumentiert. Die Dysthymie kann bei Kindern und Jugendlichen mit einem Hyperaktitätssyndrom, einer Aufmerksamkeitsdefizitstörung verbunden sein, sowie mit Störungen des Lern- und Sozialverhaltens und mit generalisierten Angststörungen.

4. Dysthyme Störungen im höheren Lebensalter

H. Zapotoczky findet im Alter affektive Zustände nicht selten, die als lange vorherrschende Dysthymien imponieren, vielgestaltig sein können, von Umweltreizen abhängig sind und nicht selten von körperlichen Faktoren mitbestimmt werden (Zapotoczky und Fischhof, 2002). Bei Beginn im höheren Lebensalter tritt die Dysthymie des öfteren nach einer abgrenzbaren depressiven Episode, nach einem Trauerfall, nach einem Verlusterlebnis oder nach anderen schweren Belastungsmomenten auf.

Bei über 65-jährigen reduziert sich jedoch die Prävalenz dysthymer Störungen: Die diesbezüglichen Werte beliefen sich bei der ECA-Studie um 1 bis 1,5%.

Liegt eine *double depression* vor, ist die *major depression* in der Regel deutlich besser therapierbar als die zugrundeliegende Dysthymie. Markowitz et al fanden beispielsweise bei 70% der dysthym Erkrankten eine *double depression*.

Auch nach Weissman sind dysthyme Störungen im Alter seltener, die Symptomatik unterscheidet sich von jener der unter 65-jährigen Patienten. Komorbide psychiatrische Erkrankungen sind nicht so häufig – ebenso eine *double depression*. Jüngere Patienten mit dysthymen Erkrankungen weisen auch öfter frühere Episoden einer *major depression* auf als ältere. Da Patienten, die im Alter dysthyme Symptome aufweisen, nicht als gealterte Dysthymiekranke bezeichnet werden können, ergibt sich die Frage, ob die dysthymen Störungen des höheren Lebensalters eine andere Erkrankung darstellen als jene, die bereits in der Jugend beginnen.

5. Zur Komorbidität dysthymer Störungen

Die angeführte sehr hohe Komorbidität der dysthymen Störungen mit anderen psychiatrischen Erkrankungen könnte nach Meinung verschiedener Autoren die Eigenständigkeit und die Relevanz der Diagnose in Frage stellen. Das von Feinstein 1970 geprägte Paradigma der Komorbidität signalisiert den Wandel von hierarchischen Krankenheitssystemen entsprechend der Jaspers'schen Schichtenregel zur deskriptiven Multiaxialität des DSM-IV und ICD-10 Systems. Dieser Wandel war – mit Marneros zu sprechen – mit einem Verlust kohärenter Krankheitsentitäten verbunden.

Auch wenn Persönlichkeitsstörungen nicht berücksichtigt werden, finden sich bei 65 bis 77% der Patienten mit dysthymen Störungen auch weitere psychiatrische Diagnosen. Werden DSM-III und DSM-III-R zugrunde gesetzt, finden sich bei 40 bis 50% eine Angststörung und bei 11 bis 30% ein Substanzmissbrauch bzw. eine Substanzabhängigkeit, vorwiegend vom Alkoholtyp. Sanderson fand – immer nach DSM-III Kriterien bei 52% der dysthym Erkrankten eine Persönlichkeitsstörung, Pepper sogar bei 60%. Beachtlich ist die Gleichförmigkeit der Komorbidität bei *major depression* und Dysthymie: Komorbide Angst- und Persönlichkeitsstörungen sowie Substanzmissbrauch fanden sich bei beiden Erkrankungen in einem vergleichbaren Prozentsatz. Die Komorbidität von Dysthymie und Major Depression schwankt in verschiedenen Untersuchungen zwischen 30 und 70%. Kovacs berichtete von einer entsprechenden Komorbidität bei Kindern im Ausmaß von 69%.

Brown fand dysthyme Störungen bei 20% der Parkinson-Kranken.

6. Zur Spezifität dysthymer Störungen

Werden DSM-III Kriterien den Untersuchungen zugrunde gelegt, ist die Spezifität der Symptomatik der Dysthymie nicht sehr hoch. In der großen Studie von Clark et al wurden 579 Patienten mit Dysthymie, *major depression*, generalisierter Angststörung oder Panikstörung mit verschiedenen Depressions-, Angst- und Kognitionsskalen untersucht. Ziel der Studie war faktoren- und diskriminanzanalytisch zu vergleichen, ob die jeweilige Störung durch definierte Symptomkonstellationen statistisch von den anderen Erkrankungen differenziert werden kann. *Major depression* und Panikstörungen können durch spezifische Symptome sehr gut charakterisiert werden, für die Dysthymie traf dies jedoch nur in geringem Umfang zu.

7. Familienuntersuchungen zur Dysthymie

Verschiedene Studien berichten von einer familiären Häufung von dysthymen Störungen und affektiven Erkrankungen sowie von Alkoholabhängigkeit. Maier et al (1992) fand in Familien von unipolar Depressiven doppelt so häufig „intermittierende Depressionen", welche nach den DSM-III-Kriterien dysthymen Störungen entsprechen. Dysthyme Patienten sollen auch häufiger affektive Störungen bei Verwandten 1. Grades aufweisen als unipolar Depressive. In der Terminologie von Akiskal hatten die Patienten mit subaffektiven Dysthymien eine hohe familiäre Belastung für monopolare und bipolare affektive Störungen (30 und 35%). Sind die von Akiskal beschriebenen Unterformen der Dysthymie auch methodisch angreifbar, scheint seine subaffektive Form den affektiven Erkrankungen nahe zu stehen.

Biologische Verwandte ersten Grades von Patienten mit depressiven Episoden leiden häufiger unter dysthymen Störungen als die Allgemeinbevölkerung.

Edith Zerbin-Rüdin berichtet von eineiigen Zwillingspaaren, bei denen ein Partner mono- oder bipolar erkrankt ist, der andere aber nur dysthyme Verstimmungen aufweist: Sie folgert, dass es sich dabei um Expressionsschwankungen der gleichen Anlage handelt, und vermutet in den dysthymen Erkrankungen – ähnlich wie Akiskal et al (1991) und Rosenthal et al (1981) subsyndromale Varianten affektiver Psychosen oder Residuen abgelaufener Episoden.

In der ECA-Studie zeigten Kinder von alkoholkranken Eltern – verglichen mit einer Kontrollgruppe – ein doppelt so hohes Lebenszeitrisiko für dysthyme Störungen.

8. Zur Neurobiologie dysthymer Störungen

Eine hohe Zahl von Patienten mit dysthymen Störungen – die entsprechenden Studienangaben schwanken zwischen 25 und 50% – weisen bei polysomnographischen Untersuchungen die selben Muster auf, die auch bei Menschen mit depressiven Episoden nachweisbar sind: Es besteht eine reduzierte REM-Latenz, eine vermehrte REM-Dichte, eine gestörte Schlafkontinuität und reduzierte Tiefschlafphasen. Patienten mit dysthymen Störungen, die diese somnologischen Kriterien aufweisen, sprechen anscheinend besser auf Antidepressiva an. In Aszendenz und Kollateralen finden sich auch häufiger Menschen mit affektiven Störungen. Diese Befunde werden vorzüglich bei jenen Patienten angetroffen, die in der Vergangenheit auch Episoden einer *major depression* erlebten.

9. Schlussbemerkungen

Dysthyme Störungen sind in der deutschsprachigen Psychiatrie traditionell verankert, die Diagnose hat aber besonders im angelsächsischen Bereich stark an Bedeutung zugenommen. Verschiedene Autoren, wie Angst und Bronisch, begegnen ihr jedoch sehr skeptisch. Da dysthyme Störungen in der klinischen Praxis nur eine untergeordnete Beachtung finden, wurde immer wieder die Frage gestellt, ob diese Störungen eine eigene Entität besitzen. Diese Frage wird auch durch die Tatsache erhärtet, dass die Spezifität der dysthymen Symptomatik nicht hoch ist. Durch epidemiologische Studien konnte nachgewiesen werden, dass dysthyme Störungen sich häufig im Verlauf von schweren Depressionen entwickeln. So betrachtete J. Angst die Dysthymie als „milde Verlaufsform im Spektrum der affektiven Störungen". Immer noch fehlen Studien, die untersuchen, ob dysthyme Störungen psychopathologisch, sowohl quantitativ wie auch qualitativ, von der *major depression* differenzierbar sind. Die von Akiskal beschriebenen Unterformen der Dysthymie verdienen aber hohe Aufmerksamkeit und können beitragen, die Eigenständigkeit dieser Diagnose endgültig zu untermauern. Dystyhme Störungen sind als milde Formen von Depressionen – wie durch weltweit durchgeführte Studien dokumentiert werden konnte – sehr häufig. Sie werden – wenn überhaupt – vorwiegend von Allgemeinmedizinern behandelt. Die Häufigkeit der dysthymen Störungen ist sicherlich höher, als in vielen Studien dargestellt wird. Besonders für die Dysthymie trifft das zu, was Jules Angst (2001) in einem persönlichen Brief schrieb:

> „Die Mehrzahl der Menschen würde im Laufe des Lebens mindestens einmal eine psychiatrische Diagnose erhalten, ließen sie sich untersuchen. Nur wenn es ebenso normal ist, eine psychische wie eine körperliche Störung zu haben, ist die Stigmatisierung überwunden. Je mehr man betont, psychiatrische Erkrankungen seien alle schwer, chronisch und beträfen nur einige wenige Prozent der Bevölkerung (was alles nicht wahr ist), umso leichter fällt es, psychisch Kranke als eine inferiore Minderheit zu stigmatisieren. Die modernen epidemiologischen Studien ergeben mit besserer Methodik immer höhere Lebenszeit-Prävalenzen für psychische Störungen. Sie dürften mehr als $2/3$ der Menschen betreffen."

Viele davon leiden an dysthymen Störungen.

Dysthymie in verschiedenen Lebensaltern

H. G. Zapotoczky

1. Einleitung

Zunächst sei einschränkend darauf hingewiesen, dass nicht das im Geburtsschein festgehaltene Lebensalter entscheidend ist, sondern das Entwicklungsalter eines Menschen, das – wie sich unschwer immer wieder feststellen lässt – vom Lebensalter oft deutlich abweicht. So ist es angebracht, überhaupt von Entwicklungsperioden zu sprechen, die vom Säugling bis zum Menschen knapp vor dem Sterben oder sogar im Sterben verfolgbar sind.

Die Symptome der Dysthymie nach dem ICD 10 und dem DSM IV sind bereits kurz zusammengestellt worden. Es handelt sich also um eine langdauernde depressive Verstimmung, die oft von zusammenhängenden Perioden von Tagen oder Wochen guten Befindens unterbrochen werden. Die an Dysthymie leidenden Menschen bleiben arbeitsfähig, wenn sie sich auch mit ihren beruflichen Aufgaben schwer tun. Der Beginn dysthymischer Störungen ist entweder im frühen Erwachsenenleben (späte Adoleszenz, frühes Erwachsenenalter) oder im höheren Lebensalter anzusetzen. Der Verlauf dieser Störung erstreckt sich mindestens über mehrere Jahre, manchmal über das gesamte weitere Leben. Er ist nicht unabhängig von Umwelt und Lebensereignissen zu sehen, die dem Verlauf eine gewisse Unstetigkeit, ein Schwanken zwischen depressivem Missmut und Reizbarkeit einerseits und emotionaler Ausgeglichenheit andererseits verleihen können. Bei Kindern wird die durchschnittliche Länge einer dysthymen Störung mit 3 Jahren angegeben, bei Erwachsenen wurde ein Mittelwert von 5 Jahren erhoben. Ein früher Beginn der dysthymen Krankheit soll auf einen eher chronischen Verlauf hindeuten (Boland und Keller). Die Häufigkeit dieser Störung wird verschieden angegeben. Keller und Hauks schätzen 4% der Bevölkerung als dysthym ein. Kessler et al (1994) haben eine Langzeitprävalenz der Dysthymie von 6,4% erhoben, in Einrichtungen der primären Gesundheitsversorgung liegt die Prävalenz vermutlich wesentlich höher, nämlich bis zu 15% (Sansone und Sansone).

Bei der Zusammenstellung der Dysthymie nach diagnostischen Kriterien ist ausnahmsweise dem Entwicklungsprozess Rechnung getragen worden, indem bei Kindern und Heranwachsenden die Symptome der depressiven Verstimmung ins Reizbar-Verstimmte hinüberreichen kann und die Dauer dieser Störung auf 1 Jahr begrenzt wurde.

In die Diagnostik einer Dysthymie fließen verschiedene Schwierigkeiten ein:
Zunächst ist die Abgrenzung einer Dysthymie von einer depressiven Störung schwierig. Der Auffassung einer bimodalen Verteilung (2 von einander abgrenzbare Syndrome) steht die eines Kontinuums (Kendell und Gourlay; Judd) gegenüber. Dieses Kontinuum lässt sich auch im zeitlichen Ablauf einer dysthymen Störung erheben. Akiskal sieht in der Dysthymie eine subaffektive Störung, die massiveren affektiven Beeinträchtigungen oft eine Dekade vorausgehen kann. Wenn die Dysthymie ihren Anfang in Kindheit oder Adoleszenz nimmt, lässt sich eine hohe familiäre Belastung mit Gemütserkrankungen sowie eine häufige Manifestation von rezidivierender Major Depression aufzeigen. Eine weitere Problematik ergibt sich durch die Abgrenzung von Persönlichkeitsstörungen. Schon bei Patienten mit einer Major Depression sind in 30 bis 70% comorbide Persönlichkeitsstörungen erhoben worden (Farmer und Nelson-Gray). Sie betreffen insbesondere selbstunsichere, dependente und zwanghafte Persönlichkeitsstörungen. Es ist anzunehmen, dass bei Dysthymien Persönlichkeitsstörungen noch öfter zu erheben sind. Akiskal lässt neben der subaffektiven Störung die im Temperament begründete Persönlichkeitsdimension nicht außer Acht. An comorbiden Störungen wurden auch körperliche Erkrankungen, wie neurologische und chronische gastrointestinale Beschwerden erhoben.

Eine weitere Schwierigkeit ergibt sich in der Abgrenzung von der Dysphorie; diese ist charakterisiert als eine mürrisch-reizbare Verstimmung mit steigender innerer Spannung, mit objektiv „flackernder" Aufmerksamkeit, mit Depersonalisations- und Derealisationsrelebnissen, einhergehend mit Angst und Aggression. Dysphorie kann bei verschiedenen psychischen Beeinträchtigungen in Erscheinung treten, besonders bei depressiven und Belastungsstörungen.

Alle diese Befunde lassen die Schärfe der Diagnose Dysthymie verblassen:
Dazu kommt noch, dass in einigen Entwicklungsperioden psychische Symptome in ihrer Deutlichkeit eher verschwimmen, wie zB im Vorschulalter, in der frühen Adoleszenz oder im Alter.

Unabhängig von diesen theoretischen Überlegungen und Hypothesen besteht der Eindruck, dass in bestimmten Entwicklungsphasen des Menschen dysthyme Störungen im Vordergrund stehen – etwa zur Zeit der Pubertät – Frühadoleszenz und im Alter. Vielleicht kommt darin ein pathoplastisches Prinzip zum Ausdruck, denn die psychopathologischen Reaktionsweisen können nicht ohne Rücksicht auf Entwicklung, Reifungs- und Veränderungsprozesse des Gehirns gesehen werden. Diese sind nicht ohne Verbindung zu Umwelteinflüssen zu betrachten. Wenn sich die Struktur des Gehirns im Umbau befinden, werden auch Reaktionsweisen verändert sein.

Im DSM IV wird zwischen frühem (vor dem 21. Lj) und spätem Beginn (nach dem 21. Lj) der dysthymischen Störung unterschieden. Dadurch wird sicherlich ein Schwerpunkt der Betrachtungsweisen auf Adoleszenz und frühes Erwachsenenalter gelegt. Entwicklungsprozesse die nach dem 21. Lj auftreten, bleiben allerdings unbeachtet. Gwirtsman et al schlagen deshalb ein Einteilungsprinzip vor, das dysthymische Störungen mit Beginn in der Kindheit (vor dem 18. Lj), im Erwachsenenalter (18 bis 44 Jahre) und nach dem 45. Lj unterscheidet. Im Folgenden wird auf dysthymische Störungen in der Kindheit in der Adoleszenz, im reifen Erwachsenenalter und im Alter über 60 Jahre gesondert eingegangen.

2. Dysthymie in der Kindheit

Weder im DSM IV noch im ICD 10 wird die besondere Psychopathologie von depressiven Störungen im Kindes- und Schulalter berücksichtigt; es werden die selben diagnostischen Kriterien für depressive Störungen bei Kindern und Erwachsenen angewandt, der ständige Wechsel psychischer und psychosomatischer Symptome „in Abhängigkeit vom Lebens- und Entwicklungsalter" nicht berücksichtigt (Nissen). Unter psychosomatischen Symptomen werden Enuresis, Schlafstörungen und Mutismus als Leitsymptome gezählt (Nissen). Im Bereich der Kinder- und Jugendpsychiatrie hat die strukturelle Diagnose besondere Bedeutung erlangt; *die Bewertung aller erhobenen Befunde sollte unter 2 Aspekten vorgenommen werden*: Einmal unter dem Ausmaß der erreichten Persönlichkeitsreife des Kindes; also des Entwicklungsstands wichtiger psychischer Funktionen der heranwachsenden Menschen, und zum Anderen der Grad der Beeinträchtigung dieser Persönlichkeitsentwicklung, der durch das klinische Syndrom verursacht wird (Strunk). Beiden Einwänden – keine diagnostische Berücksichtigung finden depressive Störungen bei Kindern und Missachtung des Prinzips der strukturellen Diagnose – wurde im ICD 10 in der Weise begegnet, dass neben dem Hinweis auf die Ähnlichkeit mit Konzepten der depressiven Neurose und neurotischen Depression der Beginn der Dysthymie – „wenn erforderlich" (was immer dies heißen mag!) in der späten Adoleszenz oder im frühen Erwachsenenalter bzw. im höheren Lebensalter angesetzt wurde. Nach dem ICD 10 könnte somit Dysthymie im Kindesalter als nicht vorhandenes Ereignis übergangen werden. Doch ist dies tatsächlich der Fall? Immerhin berichten Klein et al, dass von ihren 340 Patienten mit Dysthymie 21% bereits vor dem 6. Lj, 18% zwischen dem 6. und 10. Lj, 21% vom 11. bis zum 15. Lj erste Anzeichen einer dysthymen Störung aufgewiesen haben.

Als pathognomonische Charakteristika kindlicher Depressionen werden Inappetenz, Freudlosigkeit, Schulversagen mit dem Anschein von Faulheit und Unaufmerksamkeit, quälendes Leistungsunvermögen bei Schulaufgaben, Klagen und Äußerungen nicht recht fassbaren körperlichen Missbehagens und Kontaktverlust zu Eltern, Geschwister und Mitschülern miteinbezogen (Walcher). Sie stehen bei leichteren Fällen im Vordergrund. Bei den selteren schwerwiegenderen Depressionen sind Versündigungs-, Beziehungs- und Kleinheitsideen oft mit Todeswünschen zu beobachten (Walcher). Da leichtere Erkrankungsfälle meist als neurotische Störung diagnostiziert werden, darf nicht fehlgeschlossen werden, die hier erörterten leichteren Krankheitsfälle als dysthymische Störung zu bewerten. Auf die erheblichen diagnostischen Schwierigkeiten wird immer wieder verwiesen (Walcher, Kuhn, Nissen).

Die Beschreibung des depressiven Kindes betrifft die gesamte familiäre und schulische Situation:
Es fühle sich ungeborgen, verloren, „hoffnunglos ungeliebt" (Nissen), schlecht und minderwertig, den Einflüssen von Eltern, Mitschülern, Lehrern ausgeliefert. Als wichtigste Symptome werden Kontaktschwäche, Angst, Gehemmtheit sowie Isolierungstendenzen angeführt (Nissen); *immer wieder werden psychosomatische Symptome hervorgehoben:* Enuresis, Schlafstörungen, Mutismus, typisch seien auch gesteigerte Aggressivität (besonders bei Knaben), Weinen und Weglaufen.

Nissen hat eine Einteilung depressiver Symptome bei Kindern und Jugendlichen nach Entwicklungsphasen getroffen:
Kleinkinder und Vorschulkinder bieten *psychisch:* Spielhemmung und Agitiertheit, *psychosomatisch:* Wein- und Schreikrämpfe, Enkopresis (ab dem Lj), Schlafstörungen, Jaktationen, Appetitstörungen.

Jüngere Schulkinder bieten psychisch: Gereiztheit, Unsicherheit, Spielhemmung, Kontaktsucht und Lernhemmung. *Im psychosomatischem Bereich:* Enuresis (ab dem 5. Lj), *Pavor nocturnus,* Genitale Manipulationen, Wein- und Schreikrämpfe.

Ältere Schulkinder und Jugendliche äußern psychisch folgende Beschwerden:
Sie grübeln, bieten Suizidimpulse, leiden unter Minderwertigkeitsgefühlen und Bedrücktheit. *Psychosomatisch* fallen vor allem Kopfschmerzen ins Gewicht.
Sperling hat mit Recht die Meinung geäußert, hypochondrische Äquivalente seien die dem Kind gemäße Darstellung depressiver Beeinträchtigungen.
Versagenszustände und vermeintliche Milieuschädigungen im Kindesalter legen die Möglichkeit eines verborgen gebliebenen endogen-depressiven Hintergrunds oft nahe (Agras; Kuhn). Der Verlauf könnte manchmal erst Klarheit verschaffen, wenn psychotherapeutische, heilpädagogische oder andere Behandlungen erfolglos blieben. *Die Ausdrucksmöglichkeiten der vitalen depressiven Verstimmung sollten beachtet werden:* Unfähigkeit des Kindes sich zu freuen, zu spielen, Abkapselung von Spielgefährten, Konzentra-

tions- und Auffassungsstörungen in der Schule, Angstzustände, Inappetenz und Gewichtsverlust, Schlafstörungen und Müdigkeit. Die familiäre Belastung mit depressiven Erkrankungen kann Hinweise auf ein endogenes Krankheitsbild geben. Walcher hat bei $^2/_3$ der depressiven Kinder eine hereditäre Belastung, bei $^1/_3$ sogar eine hereditäre Belastung beider Elternteile nachweisen können. Die diagnostische Einordnung bleibt trotzdem ungelöst und schwierig. Vor allem die Abgrenzung neurotisch-depressiver Beeinträchtigungen von sogenannten endogenen Prozessen bleibt problematisch.

Es besteht der Eindruck, dass auch bei Vorschul- und Schulkindern vor der Pubertät Befindlichkeitsveränderungen auftreten, die allerdings von nur kurzer Dauer sind, in Abhängigkeit von bestimmten Umweltereignissen gesehen werden können und deren Verlauf äußerst wechselhaft ist. Unter Vorbehalt könnten sie als Dysthymie bezeichnet werden. Vorbehalt deswegen, weil bei so jungen Menschen Befindlichkeitsqualitäten offenbar noch nicht so ausgeprägt entwickelt sind, dass sie eine eindeutige diagnostische Zuordnung erlauben könnten. Nur bei jenen Kindern, die eine massive familiäre Belastung mit affektiven (depressiven) Störungen aufweisen, ist eine der sogenannten endogenen Depression naheliegenden Beeinträchtigung ihrer Befindlichkeit eindeutiger nachweisbar.

3. Dysthymie in der Adoleszenz

Pubertät und Adoleszenz stellen eine körperliche, psychische, wie soziale Umbauperiode dar; es ist daher nicht verwunderlich, dass sich auch affektive Beeinträchtigungen verschiedenen Schweregrads manifestieren können. Die Vielzahl von Erhebungen über die Early-onset-Dysthymie vor dem 21. Lj scheint dies zu bestätigen. Ein eindeutiger Schwerpunkt dysthymer Störungen liegt im Kindes- und Adoleszentenalter; nach Klein et al gehörten von 340 Patienten 72% (also 244 Patienten) dem Early-onset-Typ an, bei 12% der Untersuchten begann die Dysthymie zwischen dem 16. und 20. Lj Diese Gruppe mit frühzeitigen dysthymen Störungen ist häufiger mit Episoden von *major depression* belastet (leidet also unter einer *double depression*, in ihrem Leben treten Depressionen (*major depression*) und Angststörungen öfter auf, es besteht ein Trend zu stärkerer Belastung mit Essstörungen und Persönlichkeitsstörungen. Auch der Konsum von missbräuchlich verwendeten Substanzen bzw. die Abhängigkeit von ihnen im Laufe des Lebens liegt höher. Unter den Verwandten 1. Grades finden sich auch häufiger Gemütserkrankungen. Diese Patienten suchen häufiger als die nach dem 21. Lj erkrankten Behandlungsmöglichkeiten auf. In einer Follow-up-Periode von 6 Monaten bieten sie auch eine signifikant höhere Symptomatologie als die Vergleichsgruppe. Allerdings unterscheiden sich die vor und die nach dem 21. Lj erkrankten Patienten nicht im Hinblick auf demographische Eigenschaften, nicht im Hinblick auf den

Schwergrad der Depression, auch nicht was die soziale Anpassung anlangt (Klein et al).

Die Symptomatik kann sehr bunt gestaltet sein und unterliegt raschen Schwankungen. Sie stehen stark unter dem Einfluss von Umweltfaktoren:
Erfolg in der gleichgeschlechtlichen Gruppe, Erfolg beim anderen Geschlecht, in der Schule, am Lehrplatz mit oft traumatisierenden, wie aufhellenden Ereignissen. Die Auseinandersetzungen mit den Eltern, Identifikationsprobleme, Identitätsschwierigkeiten können zusätzliche Belastungen darstellen. Momente von Depersonalisation, Derealisation und wahnhafte Episoden können zu Anpassungsschwierigkeiten führen. Suizidtendenzen, Suizidversuche und leider auch gelungene Suizidhandlungen gefährden die Entwicklung dieser Adoleszenten. Auch die Fremdaggression spielt eine nicht unbedeutende Rolle – sie kann zu (scheinbar) kriminellen Auswüchsen führen. Oft will sich der Jugendliche nur Luft machen. Die kognitiven Fähigkeiten sind beeinträchtigt. Unbedeutende Momente können so entscheidend sein, dass der Adoleszente Konsequenzen zieht, die sein künftiges Leben stark in Mitleidenschaft ziehen – alles Hinwerfen, in die Fremdenlegion eintreten, Untertauchen – wären solche Ereignisse. Oft reicht die Empörung nur zum Aufsuchen von Cliquen – Drogenszene, kriminelle Gruppierungen oder gerade bei Mädchen zur Vereinsamung, zur Isolation mit Ausbruch von Anorexie und Bulimie.

Gerade im Hinblick auf die soziale Eingliederung der jungen Menschen sind transkulturelle Vergleiche nicht unbedeutend. Im gegenwärtigen System unserer europäischen Gesellschaft mit relativ hoher Jugendarbeitslosigkeit, mit rasch wechselnden sozialen Strukturen sind Identitätssuche und Identitätsfindung (im Sinne von Erikson) erschwert – und als Folge davon psychische, und da vor allem affektive – Beeinträchtigungen nicht selten. Deshalb finden sich auch bei Patienten mit Dysthymie mit Beginn vor dem 21. Lj zwischenmenschliche Konflikte, Konflikte mit Verwandten, mit Vorgesetzen oder Kollegen signifikant häufiger. Dir bieten auch häufiger soziale Phobien, Panikstörungen oder somatoforme Störungen (Barzega et al).

4. Dysthymie im Erwachsenenalter

Das Erwachsenenalter ist durch spezifische Anforderungen im privaten, beruflichen und gesellschaftlichen Bereich gekennzeichnet. Es kommt zu Versagungen und Frustrationen, es müssen flexibel (unter Umständen mit Niveauverlust) Umgruppierungen und neue Zielsetzungen gesucht (und oft nicht gefunden) werden, die als Belastungen, als Distress imponieren. Es kommt Angst auf – im ICD 10 wird als zur Dysthymie gehöriger Begriff „ängstliche Neurose (anhaltend)" angeführt, im DSM IV bleibt Angst unerwähnt –, die sich als Ängste vor verschiedenen Situationen und Erwartungen etablieren können – etwa Zukunftsängste, Versagensängste, Verlustängste, auch Trennungsängste spielen eine Rolle.

Für viele Menschen im reifen Erwachsenenalter bieten sich private, berufliche und gesellschaftliche Strukturen oft als Stabilsatoren ihrer Gemütsverfassung an:
Ehe und Familie, Berufsleben und Freizeit als ausgewogene vorwärtsweisende Bereiche.

Doch wie schnell können sich Veränderungen bemerkbar machen, die ein stabiles, im Gleichgewicht befindliches System zu Fall bringen können:
Scheidung, Trennung, Tod, Verlust eines Arbeitsplatzes, des Ansehens, der Aussichten auf ... bedeuten nicht selten Verzweiflung, Isolation und Verstimmung.
Es gibt keine Lebensepoche, die nicht ins Verheerende, ins Aussichtslose kippen könnte.

Trotzdem scheinen sich auch bei der Gruppe von Dysthymikern, die nach dem 21. Lj daran erkrankt sind, einige Momente aufzeigen zu lassen, die vermutlich eine spätere Manifestation erklären können:
Sie sind häufiger verheiratet, sie erkranken später an einer *major depression*, sie weisen in geringerem Ausmaß comorbide Persönlichkeitsstörungen und Substanzmissbrauch auf, in ihren Familien finden sich seltener Belastungen im affektiven Störungen (Klein et al). Es handelt sich bei den im reiferen Erwachsenenalter betroffenen Dysthymikern offenbar um ein Gruppe, die gegenüber den Belastungen des Lebens, die oft unvorhergesehen eintreten können, eine günstigere Position, bessere Strategien, mehr Bewältigungsmöglichkeiten aufweisen.

Allerdings wehren sich die Dysthymiker, die im reiferen Erwachsernenleben erstmalig erkranken, auch gegen ihre psychische Beeinträchtigung:
Sie werden meist nicht arbeitsunfähig, doch massiv reizbar, zeigen eine geringere Stresstoleranz, agieren Spannungen aus, werden aggressiv, bis zu Konsequenzen im Familienleben, im Betrieb, unter Freunden. Beziehungen drohen zu scheitern, die Unzufriedenheit am Arbeitsplatz steigt an, der Betroffene selbst klagt über sein persönliches Leid, das er oft gar nicht in Worte fassen kann.

Vor allem Pöldinger hat darauf hingewiesen, dass Dysthymiker (wenn sie überhaupt ärztliche Hilfe in Anspruch nehmen) Ärzte überfordern:
Ihre psychische Problematik wird meist nicht erkannt, weil sie auch selten geäußert wird, die körperlichen Beschwerden wechseln, ohne dass ein organmedizinischer Befund erhoben werden kann. „Belastung der medizinischen Ressourcen" umschreibt Pöldinger dieses Missverständnis. Antidepressiva könnten diese Situation bisweilen schlagartig verändern.

5. Dysthymie im höheren Alter

Die Symptomatik der Depression bei älteren Menschen ist durch einige besondere Merkmale charakterisiert, die sie von derjenigen im mittleren Erwachsenenalter deutlich unterscheidet:

Der ältere depressive Mensch ist über 60 Jahre alt. Tritt die Depression in diesem Zeitabschnitt zum ersten Mal auf, ist die familiäre Belastung mit affektiven Störungen gering oder nicht nachweisbar. Die depressive Störung dieses Menschen ist von Umweltereignissen – Umweltbedingungen – nicht unabhängig.

Dies kommt schon in den Erhebungen über die Häufigkeit dieser depressiven Beeinträchtigungen deutlich zum Tragen:

Menschen, die in einem privaten Haushalt leben, sind zu 2 bis 3 % depressiv; müssen sie ein einem Pflegeheim leben, ist die depressive Störung bei 10 bis 15 % ausgeprägt (Helmchen; Haupt).

Der Verlauf der depressiven Störung ist nicht phasenhaft akzentuiert und mit 2 Jahren begrenzt, sondern chronifiziert.

Diese Charakteristika lassen eher an eine dysthyme Störung denken; die Symptomatik scheint dies noch zu unterstreichen:

Wahnideen sind nicht selten und treffen Verarmung-, Versündigungs- und hypochondrischen Wahn. Deutlich sind auch aggressive Einstellungen und Gefühle, Aggressionshandlungen, die zu Autoaggressionen und suizidalen Handlungen führen.

Ängste treten in verschiedener Gestalt besonders hervor:

Verlustängste und Annäherungsängste, wobei die Angstbereitschaft in dieser Lebensepoche besonders deutlich ist. Kongnitive Beeinträchtigungen in Form von Konzentrations-, Merkfähigkeits-, Gedächtnisstörungen, Entschlusslosigkeit und Aufmerksamkeitsschwächen können den Eindruck einer dementen Erkrankung vermitteln. Hell stellt die Frage, ob sich depressive Störungen bei älteren Menschen in ihrer Symptomatologie nicht anders manifestieren als bei jüngeren von Depressionen Betroffenen. Er betont Reizbarkeit, Misstrauen und hypochondrische Züge und fügt als stumme Symptome Resignation, Apathie und Müdigkeit hinzu. Gerade diese „unscharfen" (Hell) Merkmale der Depression führen sie an die Dysthymie heran. Dies kommt auch deutlich in der Literatur zu diesem Thema zum Ausdruck. Milde bis mäßig ausgeprägte depressive Syndrome sind im Alter häufiger als die wohl umschriebene Major Depression (Gurland et al; Blaser et al). 27 % der älteren Population in einem Gemeinwesen berichten über depressive Symptome, wobei 19 % eine milde Dysphorie, 4 % eine symptomatische Depression, 2 % eine Dysthymie, 1,2 % ein gemischt depressives und ängstliches Syndrom und 0,8 % eine *major depression* angaben.

Devanand et al (1994) untersuchten 224 ältere ambulante Patienten mit einem Durchschnittsalter von 70 Jahren (60 bis 92 Jahren) und fanden 40 Patienten (17,9%) mit einer dysthymen Störung. Diese begann bereits mit durchschnittlich 50,2 Jahren (18 bis 81 Jahren) mit einer Durchschnittsdauer von 12,5 Jahren. Die Hälfte dieser Patienten waren Frauen.

Verglichen mit einer Gruppen von Dysthymikern, die im jüngeren Erwachsenenalter erkrankt sind, bieten die älteren Dysthymiker einige Besonderheiten:
Die Verteilung der Störung unter den beiden Geschlechtern ist gleich. Die Belastung durch Stressoren ist höher – sowohl unmittelbar vor Ausbruch der Dysthymie – wie in den letzten 3 Jahren. Ein früher Beginn der Dysthymie (vor dem 21. Lj), ferner eine vorangegangene *major depression*, comorbide Angst- und Persönlichkeitsstörungen waren relativ selten. Das Beschwerdebild war eher durch kognitive funktionelle Symptome als durch vegetative Beschwerden charakterisiert. Dysthymiker mit frühem Beginn der Krankheit bieten häufiger Störungen auf der Achse 1 und Achse 2.

Barzega et al (2001) haben die Belastung durch Stressoren bei einer Gruppe von Dysthymikern, die nach dem 21. Lj erstmalig erkrankt waren, näher aufgelistet:
Tod des Partners, Tod einer nahen Angehörigen, Hospitalisierung eines nahen Angehörigen mit einer schweren Krankheit, eigene schwere Krankheit, Trennung von einer wichtigen Person, Ruhestand. In dieser Untersuchung bieten Patienten der Late-onset-group häufiger generalisierte Angststörungen, Substanzmissbrauch und somatoforme Störungen. Die Patienten dieser Untersuchung und allerdings bedeutend jünger (Durchschnittsalter 48,9 +/– 12,4 Jahre, 18 bis 75 Jahre insgesamt), sodass sie nicht ohne weiters mit der oben zitierten Studie von Devanand et al verglichen werden können.

Das Beschwerdebild des dysthymen älteren Menschen kann noch ergänzt werden:
Wiederum können sich Umwelteinflüsse massiv geltend machen.

Der ältere dysthymische Patient ist affizierbar:
Durch Zuwendungen, durch persönliche Kontakte, etc.
Er gelangt durch Ereignisse, die ihn früher kaum belastet haben, die jetzt als Stressoren einwirken, leichter in Stress und Distress. Beeinträchtigungen, Enttäuschungen, Verluste können länger als früher nachwirken. Neben stärkeren ängstlichen Reaktionen sind offene oder versteckte Aggressionshandlungen oder aggressive Einstellungen häufig. Sie können bis zu Selbstmordhandlungen führen – besonders wenn in der Umgebung solche bekannt geworden sind.

In der Adoleszenz und Pubertät	Dysthymische Störungen	Im Alter
Häufig	*Familiäre Belastungen*	Gering, kaum nachweisbar
Stark	*Abhängigkeit von Umweltbelastungen*	Stark
Nicht phasenhaft, Jahre	*Verlauf*	Nicht phasenhaft, Jahre
Paranoide Anflüge, Frühhypochondrie	*Wahnhafte Ausgestaltung*	Stärkere paranoide Tendenzen, Späthypochondrie
Feindselige Haltungen, oft in Gruppen	*Agressionen*	Feindseeligkeit, boshafte Handlungen
Häufig	*Suizidideen*	Häufig
Oft larviert	*Suizidhandlungen*	Häufig
Soziophobie, Isolation, Minderwertigkeitsgefühle	*Ängste*	Soziophobie – verdeckt in paranoischen Haltungen, Annäherungs- und Verlustängste
Sucht nach Kontakt, Vertrauenskrisen, Abkehr, Selbstaufgabe	*Vertrauen*	Misstrauen statt Selbstvertrauen, Resignation und Apathie
Psychotherapeutisch gut motivierbar, auf Medikamente sehr gutes Ansprechen	*Ansprechbarkeit auf Behandlung*	Zögernd, abwartend, gute Reaktion auf Medikamente
Subaffektive Form, Vorläufer einer *major depression*?	*Interpretation nach Akiskal (1994)*	Residuum einer *major depression*?

Abb. 1

Andere Formen der Angst, wie der Aggression stellen paranoide Einstellungen dar:

In ihnen drückt sich die Angst vor den anderen Menschen aus, gleichzeitig die Unfähigkeit, sie wie früher bewältigen zu können, anders bewältigen zu können als durch Aggression nach außen und nach innen. Ältere Konflikte können sich in ihnen erneut manifestieren. Die Befindlichkeit des älteren Dysthymikers ist stark schwankend.

Eine Parallele zu den dysthymischen Beeinträchtigungen und Verläufen in der Pubertät liegt nahe, wie in der Abb. 1 näher dargestellt wird.

6. Zusammenfassender Ausblick

Dysthymie – so unscharf sie auch erfasst werden kann – stellt eine Ausdrucksform depressiver Beeinträchtigungen dar. Dies wird nicht immer erkannt – oft zum Nachteil des Patienten und seiner Umwelt.

In den einzelnen Entwicklungsperioden des Menschen kommt die Dysthymie psychopathologisch verschieden zur Geltung:

Mehr oder weniger sind Befindlichkeitsstörungen, Angst und Aggression, Verhaltensauffälligkeiten, wie Rückzug oder Expansion ausgeprägt. Die stärkere Umweltabhängigkeit macht sich im wechselhaften Verlauf dieser Störung bemerkbar. Selbstmordhandlungen während ihrer Manifestation sind nicht selten.

Die Behandlungsformen richten sich nach den Bedürfnissen des Patienten, erwogen werden medikamentöse, wie psychotherapeutische Vorgangsweisen, die getrennt oder gemeinsam gestaltet werden können.

Zur Biologie der Dysthymie

N. Thierry, C. Barna und S. Kasper

Die Dysthymie stellt eine chronische niederschwellige Form der Depression dar. Trotz ihrer hohen Morbiditäts- und Mortalitätsrate, die mit jener der *major depression* (MD) vergleichbar ist, wurde die Dysthymie als Krankheitsentität im Vergleich zu anderen affektiven Erkrankungen bislang ätiologisch wenig untersucht. Die bisherigen Untersuchungen mit biologischem Ansatz haben in erster Linie eine Nähe zur MD beschrieben. Insbesondere neurobiologische Grundlagenforschung wie Neuroimaging, Neurophysiologie und spezielle Neuropharmakologie dieser Erkrankung lieferten bislang widersprüchliche Ergebnisse. Dennoch weisen einige Forschungsansätze in eine viel versprechende Richtung.

Das Konzept der Dysthymie als eigenständiges Krankheitskonzept mit biologischem Hintergrund basiert auf Studien zur Familienanamnese, polysomnographischen Untersuchungen und Psychopharmaka-Therapiestudien (Akiskal 1980; 1981). Während die Symptome der Dysthymie in ihrem Schweregrad weniger ausgeprägt scheinen, so weisen sie dennoch eine nicht unbeträchtliche Fluktuation in ihrer Intensität auf. Basierend auf Erkrankungsbeginn und Symptomatologie werden zumindest zwei Unterkategorien der Dysthymie diskutiert. Die subaffektive Form ist durch einen frühen Beginn sowie ein gutes Ansprechen auf Psychopharmaka gekennzeichnet, während die so genannte Charakterspektrum-Dysthymie eher im Spektrum der Persönlichkeitsstörungen anzusiedeln sein dürfte. (Akiskal, 1983; Freeman, 1997).

Die MD und die Dysthymie vereinen einige pathophysiologische und psychopathologische Faktoren, insbesondere Persönlichkeitsfaktoren sowie das Ansprechen auf Pharmakotherapie. Der chronische Charakter der Erkrankung und das hohe Komorbididätsrisiko der MD, die als *double depression* durch ein erhöhtes Rückfallrisiko charakterisiert ist (Keller, Shapiro, 1982; Keller, LavoriEndicott, Coryell, Klerman, 1983), stützen die Nähe zur MD und geben Hinweise auf ein gestörte Hypothalamus-Hypophysen-Nebennierenfunktion. Neuroendokrinologisch fand sich in einigen Untersuchungen neben phenotypischen Variationen des *Corticotropin releasing hormon* (CRH) und einer Arginin-Vasopressin-Downregulation ein pathologischer TRH- bzw. Dexamethasonsuppressionstest (Howland und Thase, 1991).

1. Elektrophysiologische Befunde

Die Befunde der elektrophysiologischen Untersuchungen sind, auch aufgrund der teils heterogenen Studienpopulationen, oft schwer zu interpretieren. Es zeigen sich jedoch immer wieder unterschiedliche Befunde gegenüber gesunden Kontrollpersonen. Beschrieben wurden unter anderem verkürzte REM-Latenzen (Akiskal, 1980; Howland und Thase, 1991) sowie eine verminderte Schlafqualität und Schlafeffizienz. Diese Befunde konnten jedoch nicht durchgängig bestätigt bzw. repliziert werden (Paiva, 1986; Gupta, 1996; Arriaga, 1990). Auch evozierte Potentiale wurden bei affektiven Erkrankungen, hier speziell bei der MD, in zahlreichen Studien untersucht. Giese-Davis und Miller verglichen evozierte Potentiale bei Dysthymie und gesunden Kontrollpersonen und fanden signifikante Unterschiede in den P300 Wellen. In weiterer Folge konnten Studien zu ereigniskorrelierten Potentialen ebenfalls Unterschiede zu gesunden Kontrollen zeigen. Es wurden jedoch selten Patienten mit MD als Kontrollgruppe herangezogen, wodurch die Ergebnisse dieser Untersuchungen wenig spezifisch erscheinen. Herskovic et al fand keine signifikanten Unterschiede bei visuell evozierten Potentialen zwischen Patienten mit MD und Dysthymie, wohl aber gegenüber gesunden Kontrollen.

Insgesamt konnten Parallelen im Schlaf-EEG bei Dysthymie und *major depression* gezeigt werden. Die teilweise inkonsistenten Befunde sind sicherlich einerseits auf das Fehlen von Kontrollgruppen, andererseits auf die Heterogenität der untersuchten Patientenpopulation zurückzuführen. Reduzierte REM-Latenzen scheinen eher Ausdruck der Schwere einer depressiven Episode im Sinne eines *trait markers* zu sein (Kupfer, 1989), sind daher allenfalls ein unspezifischer biologischer Marker. Verlängerte REM-Phasen, wie sie bei atypischen Symptomen der Depression (zB der Hypersomnie) gezeigt werden konnten, finden sich bei Dysthymie-Patienten ebenfalls gehäuft (Keller, 1984). Akiskal beschrieb Unterschiede in der Schlafarchitektur bei bestimmten Subtypen dysthymer Patienten. Während subaffektive Dysthymiepatienten verkürzte REM-Latenzen im Vergleich zu Gesunden zeigten, war dies bei Charakter-Spektrum-Patienten nicht der Fall (Akiskal, 1980). Interessanterweise konnte in derselben Untersuchung gezeigt werden, dass verkürzte REM-Latenzen mit einem besseren Ansprechen auf eine antidepressive Medikation assoziiert sein dürften. Ähnliche Ergebnisse konnten bereits zuvor bei Patienten mit MD erarbeitet werden (Thase, 1990). Quantitative EEG-Studien zeigten wenig Unterschiede bei Power und Kokärenzanalysen zwischen Patienten mit Dysthymie und MD. Ford (1986) konnte jedoch signifikante Unterschiede im quantitativen EEG von Patienten mit MD bzw. Dysthymie gegenüber Schizophrenen einerseits und einer geriatrischen Patientenpopulation andererseits aufzeigen.

2. Neuroendokrinologische Befunde

Neuroendokrinologische Veränderungen wurden bei affektiven Erkrankungen bereits intensiv beforscht. Besonders die Hypothalamus-Hypophysen-Nebennierenachse (HHN) war Gegenstand zahlreicher Studien. Entgegen der bisherigen Überzeugung, Veränderungen der HHN wären Ausdruck depressiver Störungen, gelangen jüngere Studien eher zu der Überzeugung, dass hier primäre ursächliche Fehlfunktionen vorliegen, die depressiogen wirken (De Kloet, 1987; Dinan, 1994).

So finden sich insbesondere bei depressiven Störungen neben erhöhten Plasma ACTH- und Cortisol-Werten, pathologische Ergebnisse im Dexamethason-Hemmtest (DMT). Hier konnten einige Arbeiten die biologische Nähe zur MD stützen, obwohl bislang kontroversielle Daten im Hinblick auf Cortisol und ACTH vorliegen (Ravindran, 1997; Catalan, 1998). Studien, die biologische Variablen bei chronischen Depressionen und Dysthymien untersuchten, fanden deutlich niedrigere DMT-Raten bei Dysthymen Patienten (52% vs 8,5%), wobei die Rate der *non-suppression* in der Gruppe der Early-onset Dysthymie beträchtlich höher lag. Deutlichere Unterschiede zeigten sich im TRH-Test, wo in einigen Studien ähnlich verminderte TSH-Antworten wie bei der MD gezeigt werden konnten (Akiskal, 1994). Interessanterweise konnte in einer Untersuchung (Szadoczky, 1994) ein pathologischer TRH-Test nur bei Early-onset Dysthymien gezeigt werden. Dysthymien mit einem späten Beginn zeigten weder abnorme TRH-Tests noch veränderte DMT-Werte. Diese Ergebnisse sollten im Hinblick darauf, in wieweit die Early-onset Dysthymie nicht eine eigene Untergruppe einer chronisch depressiven Erkrankung darstellt, noch weiter untersucht werden (Szadozky, 1994).

Affektive Erkrankungen, im speziellen depressive Störungen und die Dysthymie sind mit Aktivierungen des Immunsystems assoziiert, die als Kompensationsmechanismen oder negative Feedbacks einer initialen Aktivierung interpretiert werden. Die Immunreaktionen werden teilweise mit neurovegetativen Symptomen, hier besonders Schlafstörungen und Appetenzveränderungen in Verbindung gebracht. So können Veränderungen dieser Immunparameter auch durch Schlafentzug (Kiecolt-Glaser, 1991) sowie durch externe Stressoren (Moldofsky, 1995) beim Gesunden provoziert werden. Diese Erkenntnisse basieren auf Beobachtungen von aktivierten T-Zellen (Maes, 1992), Anstieg von C-reaktivem Protein, $\alpha 1$-Glykoprotein, Neopterin, Prostaglandin E2 und Thromboxan (Calabrese, 1986), einer erhöhten Produktion von Interleukin-1β (IL-1β) in stimulierten Lymphozyten (Anisman, 1999), sowie erhöhten Konzentrationen von löslichen IL-2, IL-6 und Transferrin-Rezeptoren sowie erhöhten Konzentrationen von IL-1-Rezeptor-Antagonisten (Maes, 1995) bei depressiven Patienten. In einem bestimmten Ausmaß trifft dies auch für die Dysthymie zu, wie einige Untersuchungen gezeigt haben (Anisman, 1997). Der Anstieg von IL-1β scheint auch mit dem Schweregrad und der Dauer der Erkrankung direkt zu korrelieren, darüber hinaus konnte eine inverse Korrelation zwischen Ersterkrankungsalter und IL-1β Produktion gezeigt werden. Der früher gelegentlich postulierte Zusammenhang zwischen IL-1β und dem Vorherrschen atypischer Symptome, die als Hypersomnie, Hyperphagie und Tagesmüdigkeit Kennzeichen bestimmter Dystymieformen sein können, konnte in dieser Studie nicht belegt werden. Der bei MD beobachtete Rückgang der Immunparameter nach medikamentöser Remission der depressiven Symptome (Frommberger, 1997) konnte jedoch bei der Dysthymie auch nach einer 12-wöchigen SSRI-Behandlung nicht beobachtet werden (Ravindran, 1995; Anisman, 1999). Von den Autoren wurde in diesen Untersuchungen die Chronizität der Erkrankung und die Notwendigkeit einer langfristigen Therapie als mögliche Erklärung diskutiert. Die Frage, ob Veränderungen des Immunsystems sekundär und im Zusammenhang mit krankheitsassoziiertem Stress zu sehen sind, oder ob sie eine ätiologische Rolle spielen könnten, muss sicherlich neu überdacht werden. Dies gilt vor allem in Anbetracht der Tatsache, dass psychische Nebenwirkungen im Zuge von Immuntherapien mit Interferon oder Interleukin entstehen können (Meyers, 1995).

3. Neurochemische Befunde

Bei affektiven Erkrankungen sind Störungen auf neuropharmakologischer Ebene, insbesondere Veränderungen im Serotonin-, Noradrenalin- und Dopamin-Metabolismus evident und gut untersucht. Auch bei der Dysthymie konnten diese Veränderungen in ähnlicher, wenn auch weniger eindrücklicher Weise wie bei depressiven Störungen, gezeigt werden. Anisman geht vom Konzept des leichten, aber unvorhersehbaren und chronischen Stresses als Modell zur Ätiologie der Dysthymie aus (Anisman, 1997). Die daraufhin im Tiermodell replizierten inadäquaten neurochemischen Copingmechanismen führen über down-regulierte β-Noradrenalinrezeptoren und erniedrigte Noradrenalin mediierte cAMP-Aktivität zu neurochemischen Imbalancen, die klinisch dem Bild einer Dysthymie bzw. einer depressiven Störung entsprechen können. Auch ein erniedrigter Spiegel an Plasma Noradrenalin in Kombination mit erhöhtem freien Serotonin sowie thrombozytärem Serotonin ist bei Dysthymie-Patienten beschrieben worden (Lechin, 1994). Im Zuge dieser Erkenntnisse wurde eine erhöhte hypothalamische Noradrenalin-Sensitivität gegenüber Umwelteinflüssen, ebenso wie ein erhöhter Sympathikotonus als neurobiologisches Korrelat der Dysthymie postuliert. So konnten Studien einen erniedrigten 5-Hydroxyindolessigsäurespiegel (5-HIAA) im Urin als Prädiktor für das antidepressive Therapieansprechen auf Fluoxetin identifizieren (Ravindran, 1994). Als weiterer Prädiktor für das Ansprechen auf Pharmakotherapie waren in dieser Studie Cortisolspiegel im DMT, sowie die MAO Aktivität an Thrombozyten, die mit dem Therapieansprechen negativ korreliert war. Derselbe Autor fand bei Early-onset –, nicht jedoch bei Late-onset Dysthymen erniedrigte MAO-Aktivität in Thrombozyten (Ravindran, 1994) im Vergleich zu gesunden Kontrollen.

4. Genetische Untersuchungen

Die Dysthymie wird im Verhältnis 2:1 häufiger bei Frauen als bei Männern gefunden. Familienstudien, die bei Dysthymie-Patienten durchgeführt wurden, ergaben eine familiäre Häufung von Dysthymie und MD in Familien von Patienten mit Dysthymie. Es zeigte sich, dass sich Depressionen in den Familien von Dysthymen und Depressiven etwa gleich signifikant häufiger als bei gesunden Kontrollen finden (Klein, 1995). Die Dysthymie war jedoch bei Familienangehörigen von Dysthymen signifikant häufiger zu finden als bei Depressiven und gesunden Kontrollen (Klein, 1995). Die offensichtlich ausgeprägte genetische Beziehung dieser beiden Erkrankungen wird in dieser Studie deutlich. Interessanterweise war die Häufung von Persönlichkeitsstörungen in beiden Patientengruppen gegenüber gesunden Kontrollen signifikant. In Bezug auf das Vorkommen affektiver Erkrankungen in der Familie scheinen sich Depressionen, Dysthymien und *double depression* nicht zu unterscheiden (Remick, 1996)

5. Bildgebende Verfahren

Die Methoden des Neuroimaging wurden bei der MD bereits ausführlich angewandt und Veränderungen sind gut dokumentiert. So konnte in HMPAO SPECT-Untersuchungen übereinstimmend ein global verminderter Blutfluss mit Betonung auf den Frontallappen mit akzentuierter Minderperfusion in den Basalganglien bei unipolaren wie auch bipolaren affektiven Störungen während depressiver Episoden beschrieben werden (Mathew, 1980; Schlegel, 1989). Daneben finden sich Asymmetrien in der Perfusion des Temporallappens (Mayberg, 1994). Diese Ergebnisse sind durchwegs konsistent. Die Datenlage zu Imaging-Studien bei der Dysthymie ist vergleichsweise bescheiden. Dennoch konnte auch hier ein der MD ähnlicher Befund erhoben werden. Eine türkische Studie untersuchte 36 unbehandelte Patienten und fand eine signifikante Minderperfusion in den inferioren Frontallappenregionen beidseits im Vergleich zu gesunden Kontrollen (Sarikaya, 1998). In geringerem Ausmaß war dies auch in den bilateral parietalen, links posteriotemporal sowie in der rechts frontalen Hirnregionen zu sehen. Die Hypoperfusion hatte eine ähnliche Verteilung, wie sie in SPECT- und PET-Studien bei MD gefunden wurde. Dennoch scheinen gewisse Parameter bei der Dysthymie in unterschiedlichem Ausmaß wie bei der MD vorzuliegen. So konnten Unterschiede im *regional Cerebral Blood Flow* (rCBF) in den frontalen sowie posterioren Regionen gezeigt werden, wenn MD-Patienten mit Patienten mit einer *double depression* verglichen werden (Thomas, 1993). Der rCBF war bei den Patienten mit *double depression* signifikant höher als bei Patienten mit MD. Inwieweit mit diesen Befunden in Zukunft Medikationseffekte oder Erfolge psychotherapeutischer Methoden gemessen werden können, wird sicherlich Gegenstand weiterer Untersuchungen sein.

5. Schlussbemerkung

Die Daten, die bislang zu biologischen Studien der Dysthymie vorliegen, sind heterogen und spärlich. In Ermangelung strenger diagnostischer Kriterien in Studiendesigns und dem Fehlen geeigneter Tiermodelle stehen differenzierte Erkenntnisse über biologische Grundlagen erst am Anfang. Dennoch erscheint angesichts der Bedeutung dieser Störung sowie einer bislang manchmal auch unbefriedigenden Pharmakotherapie eine weitere gezielte Grundlagenforschung notwendig.

Pharmakotherapie der Dysthymie

P. Hofmann, T. Lahousen, H. Scholz

1. Einleitung

Bei der Dysthymie handelt es sich um ein komplexes Krankheitsbild, das aufgrund seines langwierigen Verlaufes und zahlreicher Komplikationsmöglichkeiten, die noch dazu recht häufig auftreten, große Herausforderungen in therapeutischer Hinsicht stellt. Vielleicht sind dies genau jene Gründe, warum in der Langzeitbeobachtung dysthymer Patienten festzustellen ist, dass lediglich die Hälfte, trotz eines jahrzehntelangen Krankheitsverlaufes, je Antidepressiva erhalten haben bzw. knapp mehr als die Hälfte einer Psychotherapie zugeführt wurden (Shelton et al, 1997). Es handelt sich also um eine Erkrankung die viel zu selten adäquat behandelt wird.

Neben der Grundstörung selbst sind natürlich auch die erwähnten zahlreichen Komplikationen, vor allem in Form von komorbiden Angststörungen, Persönlichkeitsstörungen, zusätzlicher Depression *(double depression* = „doppelte Depression") sowie auch Alkohol- und Drogenmissbrauch zu wenig beachtet, zu selten richtig zugeordnet und zu selten adäquat behandelt in dem Sinn, dass die Grundstörung, nämlich die Dysthymie entsprechend behandelt wird (Hayden et al, 2001). Besonders der frühe Beginn der Erkrankung wird unterschätzt. Es ist davon auszugehen, dass gut ein Viertel der Patienten die Erstmanifestation vor dem 21 Lj zeigt, und gerade diese Patientengruppe ist hinsichtlich der genannten Komplikationen und damit der Gefahr der Chronifizierung und des nachhaltigen Leidens an Begleiterkrankungen mit schlechter klinischer Prognose behaftet (Barzega et al, 2001). Ganz im Gegensatz zu diesen genannten Fakten, haben wir äußerst vielversprechende therapeutische Ansätze. Hier soll nun in der Folge auf die Pharmakotherapie der Dysthymie eingegangen werden. Es ist nämlich so, dass gerade im letzten Jahrzehnt zahlreiche groß angelegte psychopharmakologische Behandlungsstudien durchgeführt wurden, die allesamt die therapeutischen Möglichkeiten in einem viel freundlicheren Licht erscheinen lassen.

2. Offene Studien

In einer Untersuchung an 36 Patienten, die als therapieresistente Dysthymiker eingestuft wurden, nachdem sie eine Behandlung mit trizyklischen Antidepressiva bis 300 mg/die und danach ebenso lange mit Fluvoxamin erhalten hatten, konnte gezeigt werden, dass eine Weiterführung der Behandlung mit Fluvoxamin und eine Steigerung bis 300 mg dann doch noch zu einer nachhaltigen Reduktion der Symptomatik bei den Patienten geführt hat. Es zeigte sich, dass der Zeitfaktor in der Behandlung und das Ausdosieren zu einer Therapieansprechquote von 70,6 % führte (Albert et al, 1996), was den klinischen Eindruck wissenschaftlich belegt, dass einige dysthyme Patienten sicherlich anders einzuschätzen sind als Patienten ohne gleichzeitige typische Depression, da das Therapieansprechen oft deutlich verzögert eintritt.

Die neueren, also erst in den letzten Jahren zugelassenen Präparate zur Behandlung der Depression konnten bisher noch nicht umfassend in kontrollierten Studien eingesetzt werden. Es finden sich aber erste vielversprechende Daten zu Mirtazapin und Venlafaxin. Ersteres wurde von Dunner und Mitarbeitern (Dunner et al, 1999) 15 dysthymen Patienten gegeben und hier konnte ein gutes Therapieansprechen festgestellt werden, wenngleich ein Viertel der Patienten wegen starker Sedierung die Behandlung abgebrochen hatten.

Wieder waren es Dunner und Mitarbeiter (Dunner et al, 1997), die nun Venlafaxin bei 17 Patienten zum Einsatz gebracht haben. Es wurde eine Maximaldosis von 225 mg verabreicht, wobei lediglich 7 Patienten dieser Maximaldosis bedurften. Im wesentlichen erlebten die Patienten die sonst bekannten Nebenwirkungen des Venlafaxin, aber es fanden sich keine Hinweise auf erhöhten Blutdruck bei dysthymen Patienten. Es konnte insgesamt eine sehr gute klinische Besserung festgestellt werden. Gleichlautend berichten Ravindran und Mitarbeiter (Ravindran et al 1998) vom erfolgreichen Einsatz Venlafaxins bis 225 mg Tagesdosis bei 15 reinen Dysthymikern, also solchen, die noch nie eine zusätzliche depressive Episode erlebt haben.

3. Kontrollierte Studien

Aus den ersten kontrollierten Untersuchungen, die damals mit trizyklischen Antidepressiva durchgeführt wurden, wie zB von Kocsis und Mitarbeitern (Kocsis et al, 1988) aber auch von Tyrer (Tyrer et al, 1988) und Paykel (Paykel et al, 1988), wobei bei der ersten Untersuchung Imipramin gegen Placebo bei 76 ambulanten Dysthymikern untersucht wurde, in der zweiten Untersuchung Dothiepin versus Verhaltenstherapie, Diazepam oder Placebo und bei letzter Amitriptylin gegen Placebo, konnte zwar eine Wirksamkeit der Antidepressiva nachgewiesen werden, jedoch waren die

Responsequoten, also das Therapieansprechen, nicht sehr überzeugend, weshalb man basierend auf diesen Studien nur einen äußerst gedämpften therapeutischen Optimismus hinsichtlich pharmakotherapeutischer Behandlungsstrategien entfalten konnte.

In einer groß angelegten Studie von Guelfi und Mitarbeiter (Guelfi et al, 1989), bei der an 265 dysthymen Patienten über 6 Wochen Amitriptylin in einer Dosierung von durchschnittlich 75 mg pro Tag mit Tianeptin in einer durchschnittlichen Dosierung von 37,5 mg pro Tag verglichen wurde, fanden sich sehr hohe Therapieansprechquoten. Die Ansprechquote in der Tianeptingruppe war größer als 80 %. In diesen ersten kontrollierten Untersuchungen fanden sich zusätzlich eindeutige Hinweise auch auf die rückfallprophylaktische Wirkung der Antidepressiva in der Indikation Dysthymie (Kocsis et al, 1996).

Es gibt aus offenen, aber auch kontrollierten Studien überzeugende Hinweise hinsichtlich der Wirksamkeit der MAO-Hemmer Tranylcypromin, Phenelzin und Isocarboxazid (Versiani, 1998). Da jedoch diese Substanzen hinsichtlich ihres Nebenwirkungsprofils äußerst problematisch sind und zB in Österreich gar nicht mehr auf dem Markt sind, soll hier nicht im Detail auf diese Präparategruppe eingegangen werden.

Fluoxetin wurde von Hellerstein und Mitarbeitern (Hellerstein et al, 1993) als erster SSRI (= slective serotonin reuptake inhibitor = selektiver Serotonin Wiederaufnahmehemmer) in einer Doppelblind-Studie bei dysthymen Patienten gegen Placebo geprüft, und es fand sich eine hoch signifikante Überlegenheit für Fluoxetin mit einer Ansprechquote von über 60 %. Die Behandlungsdauer war 8 Wochen.

In einer länger andauernden Untersuchung über 3 Monate wurde von Vanelle und Mitarbeitern (Vanelle et al, 1997) Fluoxetin bei 140 dysthymen Patienten gegen Placebo geprüft, und es fand sich eine hoch signifikante Überlegenheit des Fluoxetin in therapeutischer Hinsicht.

Umfassend wurde die Wirksamkeit des SSRI-Sertralin in der Indikation Dysthymie getestet. In den letzten Jahren fanden in Nordamerika mehrere Multicenter-Studien mit großen Patientenpopulationen unter kontrollierten Bedingungen statt.

In einer groß angelegten, kontrollierten 12-wöchigen Multicenter-Studie (Ravindran et al, 2000) wurden 310 Patienten mit reiner Dysthymie, aber auch „doppelter Depression" randomisiert einer Sertralin (n=158) oder Placebogruppe (n=152) zugewiesen. Die Startdosis von Sertralin war 50 mg und eine Titration bis 200 mg Tagesdosis max. war möglich. Das Therapieansprechen in der Sertralin-Gruppe war signifikant höher als in der Placebo-Gruppe. Es fand sich darüber hinaus eine sehr gute Verträglichkeit des Präparates und es zeigte sich nicht nur eine deutliche Reduktion der depressiven Symptome, sondern darüber hinaus auch eine maßgebliche Besserung der Lebensqualität und der Möglichkeit zu sozialen Aktivitäten.

In einem wissenschaftlich-therapeutischen Kraftakt von 12 amerikanischen Spitzenpsychiatrien konnten in einer Gemeinschaftsarbeit 635 ambulante Patienten mit dysthymer Störung in einer randomisierten Doppelblind-Studie über 3 Monate untersucht werden. Die Referenzsubstanz im Vergleich zu Sertralin, welches zwischen 50 und 200 mg dosiert wurde, war Imipramin mit 50 bis 300 mg Tagesdosis. Das Verhältnis Männer zu Frauen war 1:2. Es handelte sich um eine tatsächlich typische Gruppe dysthymer Patienten mit einer durchschnittlichen aktuellen Phasendauer von 6 Jahren, mit einem Ersterkrankungsalter von 17 Jahren, für die Dysthymie und 24 Jahren für das zusätzliche Auftreten einer typischen depressiven Episode. Mehr als die Hälfte der Patienten litten an einer sogenannten „doppelten Depression". Insgesamt war jedoch festzustellen, dass trotz des hohen Chronifizierungsgrades und der lange anhaltenden, praktisch lebenslang begleitenden Erkrankung ein befriedigendes Therapieansprechen bei 52 % der Patienten erreicht werden konnte. Dies ist um so erstaunlicher, wenn man bedenkt, dass die durchschnittliche Erkrankungsdauer an der dysthymen Störung 23 Jahre war und eine hohe Quote an Komorbiditäten festgestellt werden musste. In der Detailanalyse zeigte sich, dass Sertralin von den Patienten besser vertragen wurde und sowohl die Abbruchquoten als auch das Auftreten von unerwünschten Wirkungen in der Gruppe der mit Imipramin behandelten Patienten insgesamt signifikant höher waren (Keller et al, 1998).

In einer weiterführenden Behandlung wurden jene Patienten, die auf die Behandlung nach 12 Wochen nicht angesprochen haben, kontrolliert doppelblind weiterbehandelt, wobei die Behandlungsstrategie, also die Medikamentengabe gewechselt wurde, dh jene 117 Patienten die zuvor Sertralin erhalten hatten und jene 51 Patienten die Imipramin erhalten hatten und darauf nicht angesprochen haben, erhielten schließlich das jeweils andere Medikament. Dieser Wechsel bei einer durchschnittlichen Dosierung von 221 mg Imipramin pro Tag und 163 mg Sertralin pro Tag, führte zu einer klinisch relevanten und statistisch signifikanten Besserung der depressiven Symptomatik, dh es kam bei 60 % der Patienten in der Sertralin-Gruppe und bei 44 % der Patienten in der Imipramin-Gruppe zu einem deutlichen Therapieansprechen. Somit konnte insgesamt bei den 207 Patienten, die zunächst in der akuten Behandlungsphase nicht auf die Therapie angesprochen haben, in über 50 % der Fälle eine nachhaltige klinische Besserung erzielt werden (Thase et al, 2002). Die zusätzliche Behandlungsdauer dabei war erneut 3 Monate.

239 Patienten, die entweder in der akuten Behandlungsphase oder in der Medikamentenwechselphase auf die Behandlung angesprochen haben, wurden schließlich einer kontinuierlichen Weiterbehandlung und Beobachtung zugeführt. In der Sertralin behandelten Gruppe konnte eingangs bei 60 % eine vollständige Remission und bei 40 % eine teilweise Remission festgestellt werden. Die Verteilung war bei den Imipramin-Patienten (n=147) gleich. Die Behandlungsdauer war weitere 4 Monate. In beiden

Behandlungsgruppen war festzustellen, dass $^2/_3$ der Patienten, die mit vollständiger Remission in diese Behandlungsphase gegangen sind, die Remission aufrecht erhalten werden konnte. Für jene, die zu Beginn dieser Fortführungsphase nur eine teilweise Remission aufgewiesen haben erreichten 40 % eine vollständige Remission (Koran et al, 2000).

Thase und Mitarbeiter (Thase et al, 1996) widmeten sich aber auch speziell jener Gruppe dysthymer Patienten, die am häufigsten vorkommen, nämlich die mit frühem Beginn (< 21 Jahre). 416 Patienten (271 Frauen und 145 Männer) wurden über drei Monate bei randomisierter Zuteilung und doppelblinden Bedingungen entweder mit Sertralin (durchschnittlich 139.6 mg/die), Imipramin (durchschnittlich 198.9 mg/die) oder Placebo behandelt. Die Ausfallsquote war in der Imipramingruppe am höchsten. Imipramin und Sertralin waren in ihrer Wirksamkeit dem Placebo statistisch signifikant überlegen, wobei bei Imipramin die typischen anticholinergen Nebenwirkungen und bei Sertralin die typischen gastrointestinalen Nebenwirkungen im Vordergrund standen. Die Remissionsquote als höchstes Wirksamkeitskriterium war in der Sertralingruppe mit 47 % am höchsten und statistisch signifikant höher im Vergleich zu Placebo (Imipramin 39 %, Placebo 32 %).

Der RIMA (reversible inhibitor of monoamine oxidase A) Moclobemid wurde in der Indikation Dysthymie in einer großen kontrollierten Multicenter-Studie bei 315 Patienten gegen Imipramin und Placebo geprüft. Die Studiendauer betrug 8 Wochen und es wurden durchschnittliche Moclobemid-Dosen von 675 mg pro Tag und Imipramindosen von 200 mg pro Tag gegeben. Es fand sich eine signifikant bessere Wirksamkeit von Moclobemid und Imipramin im Vergleich zur Placebo-Gruppe. Unter jenen dysthymen Patienten, die eine „doppelte Depression" aufwiesen fand sich auch eine hervorragende Verbesserung der Zustandsbilder. Darüber hinaus war eine höhere Nebenwirkungsquote bei den mit Imipramin behandelten Patienten festzustellen (Versiani et al, 1997).

Unter Einsatz von Moclobemid im Vergleich zu dem SSRI Fluoxetin, wurde von Duarte und Mitarbeitern (Duarte et al, 1996) der Frage nachgegangen, ob bei Patienten mit „doppelter Depression" bei Besserung lediglich das Niveau der dysthymen Verstimmung als Therapieendpunkt erreichbar ist, oder ob eine tiefergreifende therapeutische Wirksamkeit festzustellen sein würde. Hinsichtlich der Verträglichkeit waren beide Substanzen gleich gut einzuschätzen, die 42 behandelten Patienten sprachen auf die Behandlung sehr gut an. In beiden Gruppen fand sich eine maßgebliche Reduktion der depressiven Symptomatik. Interessanterweise war die Wirksamkeit des Moclobemid, trotz der niedrigen Dosierung von 300 mg, der 20 mg Dosierung von Fluoxetin statistisch signifikant höher.

Neben den genannten Antidepressiva wurde auch Amisulprid, das ja aufgrund seiner ausgeprägten dopaminergen Rezeptoraffinität eher als

Neuroleptikum einzustufen ist, bei dysthymen Patienten unter kontrollierten Bedingungen in mehreren klinischen Studien geprüft.

Lecrubier und Mitarbeiter (Lecrubier et al, 1997) verglichen 50 mg Amisulprid mit 100 mg Imipramin bei 219 Patienten. In einem weiteren Vergleichsarm wurde Placebo gegeben. Die Studiendauer betrug 6 Monate. Letztlich haben nur knapp mehr als die Hälfte der Patienten, nämlich 118 am gesamten Programm teilgenommen. Hauptgründe für frühzeitiges Ausscheiden waren Ineffektivität bzw. Verstärkung der Symptomatik. Sowohl Amisulprid also auch Imipramin waren dem Placebo in der therapeutischen Wirksamkeit hoch signifikant überlegen. Die Zahl der Studienabbrecher aufgrund von Nebenwirkungen war bei Amisulprid geringer als bei Imipramin. Der Behandlungserfolg war nicht davon abhängig, ob Patienten eine reine Dysthymie oder eine „doppelte Depression" aufwiesen.

In einer weiteren Multicenter-Studie mit Amisulprid, auch hier in der 50 mg-Dosierung pro Tag, wurde ein therapeutischer Vergleich mit Fluoxetin angestellt. Es kamen insgesamt 281 Patienten in die Studie und es konnten davon 268 einer *intention to treat analysis* zugeführt werden. Der Großteil der Patienten waren reine Dysthymiker. Die drop-out Quote lag unter 30%, wobei sie in der Amisulprid-Gruppe geringer war. Es fanden sich keine schwerwiegenden Nebenwirkungen und insgesamt keine statistisch signifikanten Unterschiede in der therapeutischen Wirksamkeit zwischen Amisulprid und Fluoxetin. Lediglich hinsichtlich der Ängstlichkeit konnte eine höhere Wirksamkeit für Amisulprid festgestellt werden. Die Behandlungsdauer war 3 Monate (Smeraldi, 1998).

Ravizza untersuchte in einer 6-monatigen kontrollierten Studie die Wirksamkeit von Amisulprid bei 250 Patienten im Vergleich zu Amitriptylin. Amitriptylin wurde dabei in einer Dosierung zwischen 25 und 75 mg pro Tag gegeben, Amisulprid in einer Dosierung von 50 mg. 139 Patienten beendeten die Studie, wobei sich kein signifikanter Unterschiede hinsichtlich der drop-out Quoten zwischen den beiden Substanzen fand. Es konnte lediglich in der Amitryptylin-Gruppe eine höhere Inzidenz an zentralnervösen, aber auch an vegetativen Nebenwirkungen festgestellt werden. Eine deutlich höhere endokrine Störungsinzidenz fand sich für Amisulprid. Die beiden Substanzen waren hinsichtlich ihrer Wirksamkeit als gleich gut einzustufen (Ravizza, 1999).

In einer weiteren Amisulprid-Studie von Boyer und Mitarbeitern (Boyer et al, 1999) wurde dieses mit dem Antidepressivum Amineptin verglichen. Wieder wurde die 50 mg-Dosierung bei Amisulprid gegeben, Amineptin wurde bis 200 mg aufdosiert. Es handelte sich um 320 reine Dysthymiker. Beide Substanzen wurden auch mit Placebo verglichen. Sie waren beide hoch signifikant besser wirksam als Placebo, und es fanden sich keine wesentlichen Unterschiede zwischen den Substanzen.

In zwei jüngst veröffentlichten Untersuchungen wurde Amisulprid in der 50 mg-Dosierung zum Einen gegen Sertralin (Amore et al, 2001) und zum anderen gegen Paroxetin (Cassano et al, 2002) geprüft.

In der Untersuchung von Amore und Mitarbeitern an 313 Dysthymikern, wobei einige auch eine „doppelte Depression" aufwiesen, fand sich beim Einsatz von Sertralin bis zu 100 mg Tagesdosierung kein statistisch signifikanter Unterschied zwischen den beiden Prüfsubstanzen zum Endpunkt der Studie nach 3 Monaten. Es war jedoch Amisulprid im ersten und zweiten Monat in seiner Wirksamkeit stärker und es fanden sich zu diesen Untersuchungszeitpunkten statistisch signifikante Unterschiede zwischen Amisulprid und Sertralin. Dies spricht für ein rascheres Therapieansprechen auf Amisulprid. Letztlich glich sich dieser Unterschied aber aus.

Der Vergleich gegen Paroxetin 20 mg pro Tag erfolgte von Cassano und Mitarbeitern in einer Multicenter-Studie an 272 dysthymen Patienten. Die Untersuchung fand ambulant statt. In beiden Behandlungsgruppen fand sich ein beeindruckender Therapieerfolg, wobei in der Paroxetin-Gruppe sogar 84 % der Patienten als Therapieansprecher zu klassifizieren waren. Es fand sich aber kein statistisch signifikanter Unterschied hinsichtlich der Wirksamkeit zwischen den beiden Substanzen. In der Amisulprid-Gruppe wurden seltener gastrointestinale Nebenwirkungen dafür aber eine höhere Inzidenz an endokrinen Symptomen berichtet

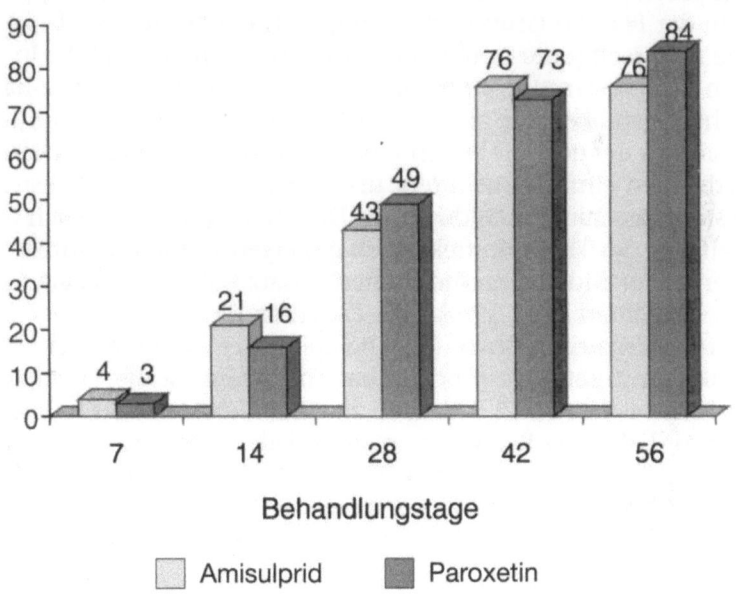

Abb. 1

4. Erhaltungstherapie

Die Dysthymie stellt per definitionem eine chronische Erkrankung dar. Daher wurde oft die Sinnhaftigkeit kurzfristiger Studien im Sinne zB von 6-Wochen-Studien heftig in Frage gestellt. Die Beschäftigung mit dem Thema Therapieansprechen bei Depressiven bedarf einer geduldigen Auseinandersetzung und der Vorgabe größerer Zeitspannen. Einige der oben zitierten Studien haben Zeiträume von bis zu einem halben Jahr für die Bewertung der Wirksamkeit bestimmter Therapiestrategien eingeräumt. In manchen wurde auch auf die Rolle des Antidepressivums als Prophylaktikum gezielt eingegangen.

So in einer Untersuchung von Vanelle und Mitarbeitern (Vanelle et al, 1997), in der in einer randomisierten, doppelblinden Studie an 140 Patienten Fluctine gegen Placebo verglichen wurde. Zunächst erfolgte eine 3-monatige akute Behandlungsphase mit 20 mg Fluoxetin und schließlich eine Erhaltungsphase über weitere 3 Monate. Dabei wurden lediglich jene Patienten in die zweite Phase aufgenommen, die in der ersten Phase mit einer zumindest 50%-igen Reduktion ihrer depressiven Symptome auf die Therapie angesprochen hatten. Jene die in der Placebo-Gruppe nicht angesprochen hatten, erhielten schließlich 20 mg Fluoxetin und jene die in der Fluoxetin-Gruppe nicht angesprochen hatten erhielten 40 mg Fluoxetin. Die Ansprechquote nach 3 Monaten war in der Fluoxetingruppe nahezu 60%, in der Placebo-Gruppe etwas mehr als ein Drittel. Nach 6 Monaten war die Ansprechquote in der Fluoxetin-Gruppe nahezu 80%. In der ehemaligen Placebo-Gruppe 70%. Bei der letztgenannten Gruppe handelt es sich schließlich aber nur mehr noch um jene Patienten, die in der ersten Phase, also in der doppelblinden Phase angesprochen haben. Diese Patienten verblieben einfach auf ihrem ursprünglichen Behandlungsregime. Es zeigte sich, dass zum Einen durch die Dosissteigerung, aber auch durch die Langzeitgabe der Therapieeffekt noch gesteigert werden konnte.

Einen völlig anderen methodischen Ansatz wählten Friedman und Mitarbeiter (Friedman et al, 1995a) bei Patienten die sowohl in der Akut-, als auch in der Erhaltungsphase der Therapie ihrer dysthymen Beschwerden auf Desipramin gut angesprochen hatten, indem sie die Therapie absetzten. Es kam bei 11 von 12 Patienten zu einem Rückfall und zu einer neuerlichen vollständigen Remission nach Wiedereinsetzen der Desipramintherapie nach durchschnittlich 5 Wochen. Man kann davon ableiten, dass ein Patient bei Rückfall nach Absetzen der Medikation mit einer hohen Wahrscheinlichkeit auf das ursprünglich wirksame Präparat wieder gut anspricht.

Die einzigen kontrollierten Studien über tatsächlich lange Zeiträume wurden von Miller und Mitarbeitern (Miller et al, 2001) und Kocsis und Mitarbeitern (Kocsis et al, 1996) durchgeführt. Von ersteren indem sie reine Dysthymiker über einen Zeitraum von 2 Jahren Placebo-kontrolliert mit Imipramin behandelten. Diese Patienten waren jene, die in einer offenen

10-Wochen-Studie auf die Behandlung mit Desipramin angesprochen hatten und dieses therapeutische Ansprechen auch über weitere 4 Monate aufgewiesen haben. In der Folge erhielten von 27 Patienten 14 Desipramin und 13 Placebo. Es fand sich in der Placebo-Gruppe ein signifikant höheres Risiko für eine Wiedererkrankung. Die Wiedererkrankungen traten meist sehr rasch, innerhalb der ersten Monate auf. Die Wiedererkrankungsquote bei Patienten die mit Placebo behandelt wurden lag bei nahezu der Hälfte. Kein einziger der Patienten, welche mit Desipramin behandelt wurden, erlebten eine neuerliche Krankheitsphase.

Kocsis' Arbeitsgruppe untersuchte von 51 reinen Dysthymikern, 64 mit „doppelter Depression" und 14 chronisch Depressiven nach einer akuten Behandlungsphase von 10 Wochen jene Patienten über 16 Wochen weiter, die eine vollständige oder teilweise Remission aufwiesen. Die Behandlung erfolgte zunächst offen mittels Desipramin. Danach wurden die remittierten Patienten bis zu 2 Jahre nach randomisierter Zuteilung mit Desipramin oder Desipramin ausschleichend auf Placebo unter doppelblinden Bedingungen weiterbehandelt. Die Rückfallsquoten lagen in der Desipramingruppe bei 11 %, in der Placebogruppe bei 52 %, was doch eindeutig für eine entsprechende kontinuierliche Weiterbehandlung spricht.

5. Evidenzbasierte Daten

Lima und Mitarbeiter führten 15 kontrollierte Studien, die den strengen Auslesekriterien, die zu Beginn postuliert wurden, genügten einer Meta-Analyse zu. Dabei fand sich eine ebenbürtige therapeutische Wirksamkeit in der Indikation Dysthymie für die trizyklischen Antidepressiva, die selektiven Serotonin-Wiederaufnahmehemmer und für die MAO-Hemmer, weiters für die Substanzen Sulpirid, Amineptin und Ritanserin. Die Anzahl der zu behandelnden Patienten bis zu einem der auf die Therapie anspricht (NNT = number needed to treat) war für die Trizykliker 4.3 für die SSRI 4.7, für die MAOI 2,9, ähnliche Werte konnten für die anderen Substanzen errechnet werden. Unter Zugrundelegung strengerer Kriterien hinsichtlich der Therapieerfolge (Zielkriterium = vollständige Remission) wichen die Ergebnisse nicht ab. Wie nicht anders zu erwarten, verursachten die trizyklischen Antidepressiva häufiger unerwünschte Nebenwirkungen und dropouts (Lima et al, 2002).

6. Auswirkungen auf das soziale Verhalten

Bekanntermassen führen Antidepressiva über eine Reduktion der depressiven Symptomatik zu einer allgemeinen Verbesserung der Lebensqualität des Betroffenen, wobei jedoch wenige Daten über das soziale Verhalten bzw. zu welchem Grad das frühere soziale Funktionsniveau tatsächlich erreicht wird existieren. Vor allem in Hinsicht auf die Dysthymie gibt es diesbezüglich wenige systematische Untersuchungen.

In einer offenen Studie an 118 dysthymen Patienten, wobei 61% davon eine „doppelte Depression" aufwiesen, wurde von Friedmann und Mitarbeitern (Friedman et al, 1995) Desipramin in einer Dosierung bis 300 mg pro Tag verabreicht. Neben der Erfassung des Therapieansprechens in depressiver Hinsicht, wurde auch Augenmerk auf soziale Fähigkeiten gelegt. Dabei zeigte sich, dass sich bei jenen Patienten, die auf die Therapie ansprachen, eine signifikante Besserung hinsichtlich der Gesamteinschätzung der sozialen Fertigkeiten betreffend Arbeitsplatz, Arbeit, Zuhause, Freizeit, Familie, Kinder, Umgang mit Finanzangelegenheiten zeigte. Dies war das Ergebnis nach einer akuten Behandlungsphase von 10 Wochen.

In der Fortführung der Behandlung bei 64 Patienten, wovon 70% an einer „doppelte Depression" litten, zeigte sich, dass unter der Desipramin-Therapie der erreichte Therapieerfolg hinsichtlich Verbesserung der zentralen Depressionsitems aufrechterhalten werden konnte, darüber hinaus verbesserte sich die soziale Funktion der Patienten weiter. Es ist jedoch dabei anzuführen, dass lediglich 24% der Teilnehmer wieder Normalwerte erreichten (Friedman et al, 1999).

In jener Patientenpopulation, welche Thase und Mitarbeiter (Thase et al, 1996) hinsichtlich des Therapieansprechens auf Sertralin versus Imipramin versus Placebo (416 dysthyme Patienten) untersuchten, wurde von Kocsis und Mitarbeitern (Kocsis et al, 1997) speziell die Frage der psychosozialen Entwicklung der Patienten fokussiert. In dieser Studie war es ja bei ca. der Hälfte der Patienten, die auf Sertralin und Imipramin eingestellt waren, zu einer Remission gekommen. Diese Quote war signifikant höher als das Therapieansprechen der Patienten in der Placebogruppe. Korrespondierend mit diesen Ergebnissen verhielt es sich mit der Verbesserung der sozialen Funktionsfähigkeit der Patienten. So erreichten über 60% der Sertralin-Patienten und fast 60% der Imipramin-Patienten einen Wert in der globalen Funktionsskala, der jenseits der 71-Punkte-Grenze lag, was nur einer geringfügigen Beeinträchtigung in sozialer, beruflicher oder schulischer Hinsicht entsprach. Es ist jedoch zu erwähnen, dass auch die Patienten der Placebo-Gruppe in dieser Hinsicht deutliche Besserung zeigten. Es war jedoch die Verbesserung in der Imipramin- und Sertralin-Gruppe signifikant stärker ausgeprägt. So fanden sich eindrucksvolle Verbesserungen auf dem Gebiet des Familienlebens, der Ehebeziehung und der Ausübung der Elternrolle. Diese Besserung war, wie auch nicht anders zu erwarten, bei jenen Patienten besonders ausgeprägt, die eine vollständige Remission ihrer dysthymen Symptomatik erlebten.

In jener groß angelegten oben zitierten Multicenter-Studie bei chronisch depressiven Patienten (Keller et al, 1998), in der Sertralin mit Imipramin verglichen wurde, wobei zahlreiche Patienten auch an einer „doppelten Depression" litten, wurde in der 3-monatigen Akutbehandlungsphase von Miller und Mitarbeitern (Miller et al 1998) die Veränderung der sozialen Fertigkeiten und der sozialen Funktionsfähigkeit der Patienten untersucht. Es fanden sich zu Beginn ausgeprägte Beeinträchtigungen der sozialen Anpassungsfähigkeit und der sozialen Integration der Patienten. Ebenso war deren Lebensqualität deutlich herabgesetzt, ihre Arbeitsfähigkeit beeinträchtigt und ebenso waren ihre sozialen Beziehungen beeinträchtigt. Es kam in allen diesen Bereichen zu substantiellen Verbesserungen, so sank die generelle Beeinträchtigung von 78% auf 25%. Gleichlautend stieg die Lebensqualität, verbesserte sich die Arbeitsfähigkeit, die physische Gesundheit, aber auch die persönlichen Beziehungen. Diese Veränderungen waren bereits nach einem Monat feststellbar und führten gegen Ende der Behandlung zu einem Niveau, das nahe der Vergleichsgruppe nämlich der Allgemeinbevölkerung war. Ein Fünftel bis ein Drittel der Patienten berichtete auch zuletzt noch von deutlichen Beeinträchtigungen.

Bei diesen Patienten wurde auch gezielt auf die Frage nach der Persönlichkeitsstruktur und Persönlichkeitscharakteristika eingegangen und deren Veränderung unter Therapiebedingungen genau beobachtet. Es zeigte sich vor allem bei jenen dysthymen Patienten, die einen frühen Beginn (vor dem 21. Lj) hatten, dass zu Beginn der Behandlung ausgeprägte Charakterauffälligkeiten feststellbar waren. Vor allem fand sich ein ausgeprägtes Vermeidungsverhalten. Relativ unauffällig waren die Cluster-Neugierde und Dependenz. Gerade bezüglich der Zielsymptomatik Vermeidungsverhalten kam es im Sertralin-, aber auch Imipraminbehandlungsarm zu nachhaltigen Verbesserungen. Dies war besonders ausgeprägt bei Patienten, die eine Remission ihrer depressiven Symptomatik erlebten. Auch hinsichtlich des dependenten Verhaltens zeigten sich Verbesserungen (Hellerstein et al, 2000).

7. Reine Dysthymie versus „doppelte Depression"

Ein wesentliches Problem in der Untersuchung der Wirksamkeit von Therapiestrategien bei der Dysthymie besteht einfach darin, dass zahlreiche dysthyme Patienten zusätzlich Episoden typischer Depression aufweisen. Wie gesagt nennt man dies dann „doppelte Depression". Es hätte den Rahmen des Kompendiums gesprengt, wären wir auf alle Feinheiten der klinischen Studien hinsichtlich dieser Differenzierungen eingegangen, und es wurde auch bei den meisten Analysen der großen Multicenter-Studien erst retrospektiv statistisch auf differenzierende Fragestellungen eingegangen. Aufnahmekriterien waren stets die chronische Depression, die Dysthymie und die „doppelte Depression". Es zeigte sich jeweils, dass die Patienten, egal ob sie an einer reinen Dysthymie oder an einer „doppelten Depression" litten, in der akuten Phase der typischen Episode oder aber auch in der dysthymen Phase von der Pharmakotherapie mit Antidepressiva bzw. mit anderen Psychopharmaka nachhaltig profitiert haben. In einer

Untersuchung aus dem Jahr 1994 sind Marin und Mitarbeiter (Marin et al, 1994) speziell dieser Differenzierung zwischen Dysthymie und „doppelter Depression" nachgegangen und haben 94 Patienten in 2 Gruppen unterteilt. 50 erfüllten die Kriterien der „doppelten Depression" und 44 die der reinen Dysthymie. Die Patienten wurden auf Desipramin mit einer Durchschnittsdosis von 221 mg/die eingestellt. Es fanden sich im Behandlungsverlauf keine signifikanten Unterschiede hinsichtlich der Remissionsquoten (sowohl vollständige, als auch teilweise Remission) zwischen den Gruppen. Es zeigte sich, dass die Ansprechquote in jener Gruppe von Patienten, die noch nie in ihrem Leben eine Depression erlebt hatten, höher war, als bei denen, die aktuell eine typische depressive Episode aufwiesen. Einschränkend muss man dabei aber festhalten, dass es doch eine relativ kleine Patientengruppe war, die untersucht wurde und es lässt sich letztlich nur eindeutig feststellen, dass trizyklische Antidepressiva in der Behandlung der reinen Dysthymie und der „doppelten Depression" sehr gut wirksam sind.

7. Einfluss des Alters

Bei der Altersdepression handelt es sich typischerweise um eine depressive Erkrankung, die oftmals subklinisch verläuft. Zahlreiche altersdepressive Menschen imponieren daher typisch als Dysthymiker. Des weiteren neigt die Altersdepression zur Chronifizierung und auch hier handelt es sich um ein Merkmal, das den Kriterien der Dysthymie sehr nahe kommt (s. auch die Kapitel Hinterhuber und Zapotoczky).

Die Wirksamkeit, vor allem der SSRI, aber auch der trizyklischen Antidepressiva in der Behandlung der typischen Depression im Alter ist hinlänglich durch groß angelegte, kontrollierte Studien belegt (zB Bondareff et al, 2000; Katona et al, 1999, Weihs et al, 2000).

Es lag daher nahe, diese erfolgreichen pharmakotherapeutischen Therapiestrategien auch bei der Dysthymie des höheren Lebensalters zum Einsatz zu bringen und es fand sich in einer offenen Studie mit dem SSRI Sertralin über 6 Wochen, ein sehr gutes Therapieansprechen in $^3/_4$ der Fälle (Rosen et al, 2000).

In einer 2-monatigen, doppelblinden Studie wurde die Wirksamkeit des NARI (noradrenalin reuptake inhipitor) Reboxetin in einer Dosierung zwischen 4 und 6 mg pro Tag mit Imipramin in einer Dosierung 50–100 mg pro Tag verglichen und es fand sich eine höhere Wirksamkeit des Imipramin. Es muss jedoch einschränkend hier festgehalten werden, dass Reboxetin aber auch Imipramin hinsichtlich der Möglichkeiten der Ausdosierung nicht genutzt wurden (Katona et al, 1999).

Williams et al untersuchten die Wirksamkeit des Paroxetin im Vergleich zu Placebo und Problemlösungstrainings bei 211 Dysthymikern und 204

Patienten mit milder Depression in höherem Alter. Es fand sich bei Paroxetin in einer Dosierung zwischen 10 und 40 mg pro Tag ein signifikant höheres Therapieansprechen. Das Problemlösungstraining führte zu keiner höheren Therapieansprechquote als Placebo (Williams et al, 2000).

Nobler und Mitarbeiter (Nobler et al, 1996) untersuchten die Wirksamkeit von Fluoxetin in einer Dosierung zwischen 20 und 60 mg/die bei 23 älteren dysthymen Patienten über einen Zeitraum von mehr als 3 Monaten. Immerhin schlossen 20 Personen die Studie ab und es fand sich bei 60% ein sehr gutes Therapieansprechen. Der Nachteil dieser Untersuchung war, dass es keinen Placebovergleich gab.

Definitionsgemäß gibt es die Dysthymie mit frühem Beginn (vor dem 21 Lj) und so liegen mittlerweile in diesem Bereich einige offene Studien zum Einsatz von Antidepressiva bei jugendlichen Patienten vor.

In einer 6-monatigen offenen Untersuchung prüften Nixon und Mitarbeiter (Nixon et al, 2001) die Wirksamkeit des SSRI Sertralin bei dysthymen Patienten im Alter zwischen 12 und 18 Jahren. Es fand sich eine gute Verträglichkeit des Sertralin und es war auch sicher in der Anwendung hinsichtlich aller vitalen Parameter. Bei fast 80% der Patienten fand sich zum Zeitpunkt der Woche 20 ein sehr gutes Therapieansprechen. Am Schluss der Studie sank dieses Niveau bei den reinen Dysthymikern auf zwei Drittel zurück.

In einer offenen Untersuchung an 7 jugendlichen Dysthymikern konnte die Wirksamkeit des Paroxetin eindrucksvoll mit einem Therapieansprechen bei fast $3/4$ der Patienten nachgewiesen werden (Nobile et al, 2000).

Der SSRI Fluvoxamin kam bei 21 dysthymen Jugendlichen in einer offenen Studie zum Einsatz und hier zeigte sich nach 8 Wochen ein Therapieansprechen bei 56% der Patienten, nach einem halben Jahr bei 44% der Patienten. Fluvoxamin wurde sehr gut vertragen, es fand sich jedoch ein Rückfall bei über einem Drittel der Patienten (Rabe-Jablonska, 2000).

Waslick und Mitarbeiter untersuchten die Wirksamkeit des Fluoxetin in einer Dosierung von 20 mg bei Patienten jugendlichen Alters mit Dysthymie oder doppelter Depression. Am Schluss der Behandlung waren bei $3/4$ der Patienten die Diagnosekriterien der Dysthymie nicht mehr erfüllt, es war also zu einer Remission der Symptomatik gekommen (Waslick et al, 1999).

8. Einfluss des Geschlechts

In allen zitierten Untersuchungen fanden sich keine wesentlichen Unterschiede hinsichtlich des Therapieansprechens auf Antidepressiva bei der Dysthymie im Geschlechtervergleich. Es gibt jedoch Hinweise, dass Männer auf antidepressive Therapie mit Imipramin, also mit einem trizyklischen Antidepressivum besser ansprechen als Frauen (Raskin et al, 1974).

Der Frage des unterschiedlichen Therapieansprechens nach Geschlechterzugehörigkeit gingen Kornstein und Mitarbeiter (Kornstein et al, 2000) in jener großen Patientengruppe (235 Männer und 400 Frauen), die im Zuge einer Multicenter-Studie von Keller und Mitarbeiter und Rush und Mitarbeitern untersucht wurde (Keller et al, 1998; Rush et al, 1998) nach. Bekanntlich wurde in dieser Studie die Wirksamkeit von Sertralin mit der von Imipramin in der Behandlung der Dysthymie und der „doppelten Depression" untersucht. Es fand sich eine eindeutige Interaktion bezüglich Geschlecht und Behandlung sowohl hinsichtlich des Therapieansprechens, als auch der Ausfallsquoten, wobei die höchste Ansprechquote und die niedrigste Ausfallsquote bei Frauen, die Sertralin und bei Männern, die Imipramin nahmen festgestellt werden konnte. So fand sich ein Therapieansprechen bei über der Hälfte der Frauen die Sertralin bekamen, im Falle sie Imipramin erhielten blieb dieses Therapieansprechen unter 50 %. Hingegen war es bei Männern umgekehrt, nämlich ein Therapieansprechen auf Imipramin von über 60 % und unter Sertralin in weiniger als der Hälfte der Fälle. Vor allem prämenopausale Frauen sprachen deutlich besser auf Sertalin als auf Imipramin an. Bei postmenopausalen Frauen fand sich diesbezüglich kein Unterschied. Eine mögliche Erklärung für dieses Phänomen, dass auch andernorts berichtet wurde, mag darin liegen, dass eine Interaktion zwischen SSRI und Sexualhormonen sehr wahrscheinlich ist.

9. Psychopharmaka versus Psychotherapie

Es ist fraglos eine große methodische Herausforderung in klinischen Studien, die Wirksamkeit von Psychotherapien und Psychopharmakotherapien zu vergleichen. Bei psychotherapeutischem Vorgehen ist eine einfache Standardisierung wie bei den Medikamenten (Randomisierung, doppelblindes Vorgehen, fixe Dosis etc) praktisch nicht möglich. Es beschränken sich die Untersuchungsvarianten auf direkte Gruppenvergleiche, Wartelistenvergleiche bzw. der zusätzlichen Gabe von Psychotherapie bei bestehender standardisierter Pharmakotherapie.

Letztgenannte Strategie wurde von de Mello und Mitarbeitern (de Mello et al, 2001) bei 35 ambulanten dysthymen Patienten gewählt. Es wurde nämlich eine Pharmakotherapie mit Moclobemid in einer Dosierung bis 600 mg pro Tag verabreicht und dann zusätzlich bei einer Gruppe eine interpersonale Psychotherapie (IPT) begonnen. Es zeigte sich nach 8 Monaten ein statistisch nicht signifikanter Trend hinsichtlich geringerer Depressionswerte in der Gruppe Moclobemid + IPT.

Ein weiteres Problem in der Untersuchung psychotherapeutischer Behandlungsstrategien besteht darin, dass es sich oft um hoch spezialisierte Therapieanwendungen handelt, die fernab der Behandlungsrealität in der Praxis stattfinden und daher eindeutige Schlüsse hinsichtlich Übersetzbarkeit in das tagtägliche therapeutische Vorgehen in Standardsituationen nicht gezogen werden können.

Barrett und Mitarbeiter (Barrett et al, 1999) gingen in pragmatisch einfacher Weise einen Forschungsweg, wo sie die Wirksamkeit einer Pharmakotherapie (Paroxetin) mit Problemlösungstraining und Placebo bei dysthymen Patienten in der Allgemeinpraxis verglichen. Die Behandlungsdauer war 11 Wochen, es war ein follow-up von 25 Wochen angeschlossen. Beim Problemlösungstraining handelt es sich um eine sehr einfache Beratungsmethode, die ohne viel Aufwand an Hilfskräfte im Gesundheitswesen, praktische Ärzte etc, vermittelt werden kann. Im wesentlichen handelt es sich bei dieser Therapiemethode dem *problem-solving treatment* (PST-PC) einem auf verhaltensmedizinischen Prinzipien basierendes Lernprogramm, in welchem den Patienten beigebracht wird, dass es einen Zusammenhang zwischen wahrgenommenen Lebensproblemen und emotionalen Symptomen (vor allem Angst und Depression) gibt. Es wird in den Gesprächen konkret auf Zusammenhänge zwischen Lebensproblemen und affektiven Schwankungen eingegangen. Es wird dann der Versuch gemacht, in einer strukturierten Art und Weise die Problemlösung anzugehen. Dabei werden nur vier bis sechs Sitzungen von insgesamt zwei bis vier Stunden angeboten. Paroxetin wurde in einer Dosierung bis max. 40 mg gegeben.

In der Auswertung des Programmes (Barrett et al, 2001) konnten 241 Patienten, wovon 127 an Dysthymie und 114 an milder Depression litten, in die Analyse eingeschlossen werden. 191 (79,3 %) durchliefen das gesamte Programm. Es zeigte sich, dass es keine statistisch signifikanten Unterschiede hinsichtlich des Therapieansprechens zwischen den beiden diagnostischen Gruppen gab. Die Remissionsquote für die dysthymen Patienten lag in der Paroxetingruppe bei 80 %, in der PST-PC-Gruppe bei 57 %. Beide waren in der Wirksamkeit signifikant höher einzuschätzen als Placebo. Immerhin fand sich aber in dieser Gruppe eine Remissionsquote von 44 %. Hinsichtlich der milden Depressionsformen waren alle drei Therapiestrategien gleich wirksam. Anhand dieser Ergebnisse lässt sich ableiten, dass die Dysthymie als Depressionsform völlig anders einzuschätzen ist als irgendwelche „milden" depressiven Verstimmungen. Bei letzteren findet sich eindeutig ein Therapieansprechen bei allen drei Angeboten, hingegen findet sich bei den dysthymen Partienten eindeutig eine Präferenz für die Pharmakotherapie hinsichtlich des Therapieerfolges im Konkreten mit Paroxetin (s. Abb 2).

In einem anderen methodischen Ansatz verglichen Ravindran und Mitarbeiter (Ravindran et al, 1999) die Wirksamkeit des Pharmakons Sertralin über 3 Monate gegen Placebo, dies bei 97 Patienten. Eine Subgruppe erhielt zusätzlich kognitive Verhaltenstherapie als wöchentliche Gruppentherapie. Sertralin war in der Wirksamkeit dem Placebo eindeutig überlegen. Dies konnte für die therapeutische Gruppe mit kognitiver Verhaltenstherapie nicht abgeleitet werden. Darüber hinaus hat die zusätzliche psychotherapeutische Arbeit keine Steigerung der pharmakotherapeutischen Wirksamkeit gebracht. Lediglich in der Kombinationstherapie fanden sich bei einigen Patienten ausgeprägtere positive Therapieeffekte, wobei sich dies aber nicht auf die depressive Symptomatik generell bezog, sondern auf zusätzliche individuelle kognitive Effekte. (Mehr zum Thema Psychotherapie vs Psychopharmaka, s. Kapitel Steinbrenner et al)

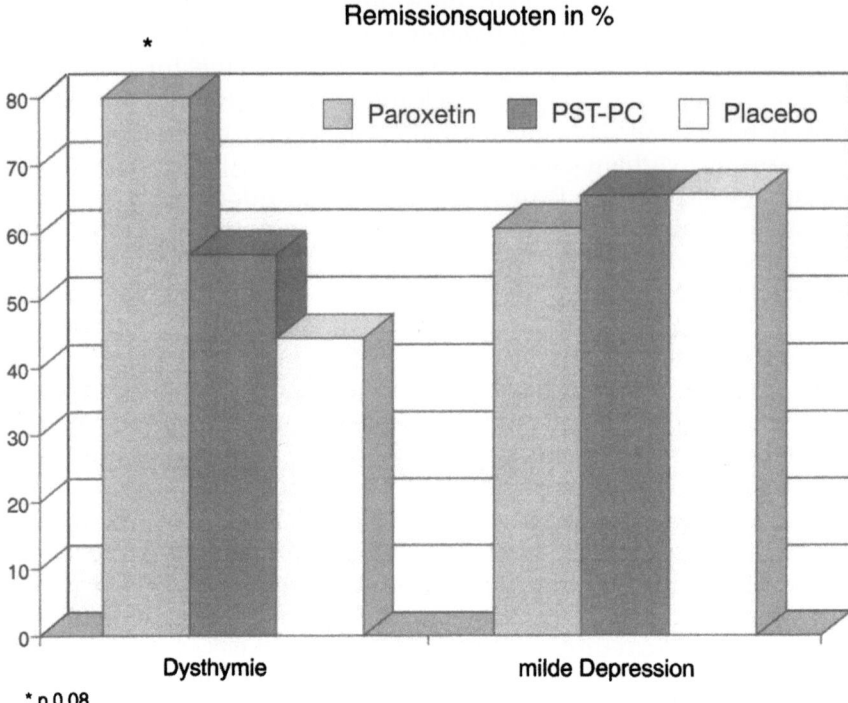

Abb. 2

10. Diverses

Die therapeutische Herausforderung, welche die Dysthymie darstellt, führt auch dazu, dass Substanzen, die in der Behandlung der Depression ihren Stellenwert noch nicht gesichert haben, wo es auch noch zu keiner entsprechende Theorienbildung gekommen ist, trotzdem in offenen Untersuchungen zum Einsatz kommen. So findet sich der Einsatz von Chrom als Zusatztherapie in einer Dosierung von 300 µg als erfolgreiche Therapiestrategie bei 5 Patienten wie dies McLeod und Mitarbeiter berichten (McLeod, 1999).

Der 5-HT2 Antagonist Ritanserin konnte seine Wirksamkeit sowohl im Vergleich zu Placebo als auch im Vergleich zu trizyklischen Antidepressiva bei der Dysthymie unter Beweis stellen (Reyntjens et al, 1986; Bersani et al, 1991; Bakish et al, 1993).

11. Zusammenfassung und Ausblick

Trotz der relativ kurzen Geschichte der diagnostischen Eigenständigkeit der dysthymen Erkrankung im Bereich der Psychiatrie, blicken wir auf eine beachtliche Zahl an klinischen Therapiestudien zurück. Beginnend mit offenen Studien, mit trizyklischen Antidepressiva, bis hin zu ausgefeilten randomisierten, doppelblinden Studien unter dem Einsatz von SSRI, konnte die Wirksamkeit der Pharmakotherapie bei der Dysthymie eindrucksvoll nachgewiesen haben. Es lässt sich an dieser Stelle die eindeutige Empfehlung zur Pharmakotherapie als Therapie erster Wahl aussprechen, dies auch im Sinne eines pragmatischen Vorgehens. Wenn man bedenkt wie groß die Anzahl dysthymer Patienten in der Allgemeinbevölkerung ist und wie selten die Möglichkeit einer Kombinationstherapie aus Psychotherapie und Pharmakotherapie zur Verfügung steht, so ist zunächst sicherlich die einfache Anwendbarkeit und Verfügbarkeit der Pharmakotherapie zu unterstreichen.

Wie in vielen anderen Bereichen der Depressionsforschung kann auch eindeutig festgestellt werden, dass psychotherapeutische Zugänge, wie dies auch an anderer Stelle in diesem Buch ausgeführt wurde, vielversprechend sind, wobei vor allem die kognitive Verhaltenstherapie explizit zu empfehlen ist. Wie gesagt begrenzt das Rahmengebäude des Gesundheitssystems und die finanziellen Möglichkeiten der Patienten einen breiten Einsatz. Es hat sich jedoch gezeigt, dass einfache Elaborate wie das Problemlösungstraining und entsprechende ärztliche Empathie wesentliche, wirksame therapeutische Grundelemente sein können bzw. sind.

Auf die Pharmakagruppen im Einzelnen kurz eingehend ist festzustellen, dass sowohl für die Trizykliker als auch die SSRI (Paroxetin, Sertralin, Fluoxetin ...), auch für die neueren Antidepressiva wie Mirtazapin, Venlafaxin, aber auch für chemisch völlig andere Substanzen wie Amisulprid und Ritanserin eine sehr gute Wirksamkeit bei dysthymen Patienten nachgewiesen werden konnte. Die nachhaltige therapeutische Wirksamkeit konnte sowohl für die Kurz- als auch die Langzeitbehandlung nachgewiesen werden. Das Material an methodisch einwandfrei kontrollierten Studien ist so groß, dass eine erste anspruchsvolle Meta-Analyse (cochrane library) gerechnet werden konnte und alle Feststellungen, die sich aus den Einzelstudien ergaben, für die Gesamtgruppe ebenso überzeugend getroffen werden können. Ein Vorteil des Nachweises der Wirksamkeit der Antidepressiva bei der Dysthymie liegt darin, dass mit diesen Substanzen auch viele wesentliche Begleiterkrankungen wie Depressionen, Angststörungen etc gleichzeitig „mitbehandelt" werden können, da die Wirksamkeit der Antidepressiva in diesen Indikationen nachhaltig belegt ist.

Die Pharmakotherapie führt nicht nur zu einer Verringerung der depressiven Symptomatik, sondern darüber hinaus nachweislich zu einer wesentlichen Verbesserung der sozialen Fertigkeiten, der sozialen Funktion mit höherer Lebenszufriedenheit in den Bereichen Familie, Beruf etc. Die antidepressive Wirksamkeit und Verbesserung der sozialen Fertigkeiten ist nicht nur für die typischen „Studien-Patienten" im mittleren Lebensalter von körperlicher Gesundheit ableitbar, sondern es liegen auch einschlägige Untersuchungen für Kinder und Jugendliche, aber auch für alte Menschen vor. Bei diesen beiden Patientenpopulationen sollte man immer wieder an die Möglichkeit des Einsatzes der SSRI denken. Gerade im Zusammenhang mit Kindern und Jugendlichen ist ja festzustellen, dass der frühe Beginn der Dysthymie mit einer schlechteren Prognose behaftet ist, sich durch eine höhere Komorbiditätsquote auszeichnet und daher gerade der konsequente frühe Beginn der Behandlung selbstverständlich werden sollte.

Neben der Altersdifferenz spielt immer wieder auch die Geschlechterdifferenz eine wesentliche Rolle. Nach bisher vorliegenden Daten spricht vieles dafür, dass Frauen von SSRI-Gabe besonders profitieren, hingegen Männer trizyklische Antidepressiva im Vergleich besser tolerieren und mit unter auch diesbezüglich eine höhere Therapieansprechquote aufweisen. Dennoch ist angesichts der beeindruckenden Befundlage hinsichtlich der SSRI (Paroxetin, Sertralin, Fluoxetin ...) auch bei Männern primär die Therapie mit SSRI zu empfehlen. Es soll jedoch bei Therapieversagen früher an die Möglichkeit des Medikamentenwechsels in Richtung trizyklische Antidepressiva gedacht werden.

Abschließend bleibt festzustellen, dass sich durch die zahlreichen vorliegenden kontrollierten klinischen Studien zum Thema Antidepressiva bei Dysthymie, die Prognose der Erkrankung eindeutig verbessert hat. Die Ansprechquoten liegen, im Gegensatz zu ersten Untersuchungen, wo eher gedämpfter therapeutischer Optimismus ableitbar war, durchaus in der Höhe jener der typischen Depressiven. In manchen Untersuchungen wird sogar eine Therapieansprechquote von über 80% erreicht. Das heißt, es kann tatsächlich aus Überzeugung festgestellt werden, dass es sich beim Einsatz von Antidepressiva vom SSRI-Typ (Paroxetin, Sertralin, Fluoxetin ...), aber auch Amisulprid, Moclobemid, Ritanserin, Venlafaxin und Mirtazapin um hochwirksame Substanzen handelt. Es ist aus methodischen Überlegungen selbstverständlich davon auszugehen, dass auch die anderen Antidepressiva, wie alle weiteren nicht in klinischen Studien untersuchten trizyklischen Antidepressiva, aber auch die neueren antidepressiven Substanzen wie Milnacipran, Reboxetin, Nefazodon etc eine ähnlich ausgeprägte Wirksamkeit an den Tag legen. Damit wird den Antidepressiva in der Behandlung der Dysthymie eine tragende Rolle zugeschrieben, die sie mittlerweile auch zu Recht in der Therapie haben.

Es ist jedoch in einem Zeitalter, wo auch ausgeprägte Pharmakotherapieskepsis aller Orten wahrnehmbar ist, darauf zu verweisen, dass es allemal Sinn macht, an die Möglichkeiten der Psychotherapie in der Behandlung der Dysthymie bzw. auch an Kombinationstherapien zu denken. Dies vor allem bei jenen Patienten, die bereits über eine lange Krankengeschichte verfügen und einige frustrane Behandlungen erlebt haben.

Psychotherapie bei Dysthymie

B. Steinbrenner und M. Steinbauer

1. Einleitung

Dysthyme Erkrankungen führen bedingt durch ihren langen Krankheitsverlauf und die hohe Komorbidität mit schweren depressiven Episoden, Angststörungen und Alkohol- und Tranquilizermissbrauch zu einer massiven Beeinträchtigung der Leistungsfähigkeit, der sozialen Beziehungen und somit der gesamten Lebensqualität.

Die Psychotherapie der dysthymen Störungen ist – im ambulanten wie auch stationären Bereich – neben der psychopharmakologischen Behandlung ein unverzichtbarer Bestandteil eines gesamttherapeutischen Konzeptes.

Im Rahmen aller psychotherapeutischen Ausbildungen wird auf ein – schulenspezifisch individuelles Konzept – zur Therapie schwerer depressiver Verstimmungszustände und Dysthymien explizit eingegangen und ein supportiver wie auch therapeutischer Umgang vermittelt. In Österreich – besonders nach in Kraft treten des Psychotherapiegesetztes 1990 –, versuchten Therapeuten der verschiedenen psychotherapeutischen Schulen, ihre Behandlungsmethoden zu systematisieren und zu evaluieren. Die im Rahmen der Psychotherapieforschung durchgeführten wissenschaftlichen Arbeiten aus den 90er Jahren bestätigen neben dem medikamentösen Effekt auch die positive Wirkung einer Psychotherapie bei der Behandlung der depressiven Störungen. Bis auf wenige Ausnahmen, wo eigene Konzepte und Techniken formuliert wurden, darauf gehen wir in der Folge auch gesondert ein, sind die Theorienbildungen mit Ableitungen entsprechender Techniken bezüglich der Depression an sich direkt auf die Dysthymie anwendbar. Die Dysthymie ist ja definitionsgemäß eine depressive Erkrankung. Man muss sich dabei vor Augen halten, dass der Mensch in seiner depressiven Störung in seiner Ganzheit sowohl physisch, als auch psychisch betroffen ist und die Therapie daher immer auf mehreren Ebenen erfolgen soll. Medikamente und Psychotherapie haben verschiedene Ansatzpunkte: so zielt die thymoleptische Therapie in erster Linie auf eine Symptomreduktion ab. Sie führt zu einer Verbesserung der Antriebslage, Appetitsteigerung, Minderung somatischer Beschwerden und kann als Phasenprophylaxe eingesetzt werden.

Die psychotherapeutische Begleitung wiederum führt zu einer Reduktion der Schuld- und Insuffizienzgefühle, kann die Suizidalität senken und helfen, Problemfelder zu erkennen und bessere Fähigkeiten zur Konfliktbewältigung bzw. ein besseres Sozialverhalten zu entwickeln

2. Psychotherapie der Dysthymie in der Evaluation

In einer Metaanalyse von Gloaguen et al (1998) konnte der positive Effekt der kognitiven Therapie bei depressiven und dysthymen Patienten eindrucksvoll nachgewiesen werden. Valerie Gloaguen und ihre Mitarbeiter analysierten 78 Arbeiten aus den Jahren 1977 bis 1996, die die Wirksamkeit von Psychotherapie bei Depressionen und dysthymen Verstimmungen untersuchten. 30 Arbeiten mussten aus methodischen Gründen (keine Randomisierung, fehlende Kontrollgruppen) aus der Metaanalyse exkludiert werden. Aus den verbleibenden 48 Arbeiten und somit einer Gesamtzahl von 2765 Patienten konnten folgende Ergebnisse erhoben werden:

Bei der Behandlung von Depressionen und Dysthymien zeigte sich eine deutliche Verbesserung der Stimmungslage der Patienten unter Kognitiver Verhaltenstherapie mit hochsignifikantem Unterschied ($p < 0{,}0001$) im Vergleich zur Kontrollgruppe (Patienten auf der Warteliste). Die Kognitive Verhaltenstherapie erwies sich als wirksamer als reine Anitdepressivatherapie, gleich wirksam wie reine Verhaltenstherapie und als deutlich überlegen anderen Psychotherapieformen wie Psychodrama oder Interpersonelle Psychotherapie. Weiters ließ sich erheben, dass die Rückfallsquote unter fortgesetzter Psychotherapie mit 29,5% innerhalb eines Jahres niedriger liegt als bei ausschließlich psychopharmakologischer Therapie (Rückfallsquote 60% innerhalb eines Jahres). Die von Gloaguen durchgeführte Metaanalyse ist die einzige Arbeit in dieser Größe und mit Patientenzahlen von mehr als 50. In den folgenden Einzelarbeiten lassen sich jedoch Tendenzen auch bei geringeren Patientenzahlen ableiten, die für die Überlegenheit einer Kombination aus Psychotherapie und Psychopharmakotherapie sprechen. So beschreibt Seivewright et al (1998) in einer prospektiven Arbeit, in der eine Patientengruppe mit Dysthymie, Panikstörung und generalisierter Angststörung in einem Beobachtungszeitraum über 5 Jahre mittels Psychotherapie, Selbsthilfegruppen oder Psychopharmakotherapie behandelt wurden, dass in Bezug auf den Langzeiterfolg keine signifikanten Unterschiede hinsichtlich der verschiedenen Therapiemethoden nachgewiesen werden konnten.

Marcus und Askari (1999) wiederum konnten einen deutlichen Zusammenhang von Dysphorie und erlebter interpersoneller Zurückweisung im Rahmen von sozialen Beziehungen nachweisen. Es ist daher naheliegend, dass die psychotherapeutische Aufarbeitung und Auflösung dieser Problemkreise einen wesentliche Faktor in der Therapie bilden.

De Mello et al (2001) konnte in einer jüngeren Studie aus dem Jahr 2000, in der er 35 Patienten mit Dysthymie über 11 Monate ambulant verfolgte, zeigen, dass eine Kombination von Psychopharmakotherapie (in diesem Falle Moclobemid) mit Interpersoneller Psychotherapie sich einer alleinigen Moclobemidgabe tendenziell als überlegen erweist. Beide Patientengruppen verbesserten sich in der *Hamilton Rating Scale* und der *Montgomery-Asberg Depression Rating Scale* ebenso wie in der Beurteilung durch *Global Assessment of Functioning* und *Quality of Life*. Die Gruppe der Patienten, die zusätzlich Interpersonelle Psychotherapie erhielten, zeigte bei allen Kontrolluntersuchungen tendenziell niedrigere *Hamilton* und *MADRS Scores*, die sich aber nicht als signifikant erwiesen.

Im Rahmen von stationären Behandlungen wird heute generell einem Therapieprogramm, in dem sich psychopharmakologische und psychotherapeutische Behandlungsstrategien ergänzen, der Vorzug gegeben. Thase und Kupfer konnten bereits 1996 bei Patienten mit schweren affektiven Störungen den Vorteil einer parallel zur psychopharmakologischen Einstellung durchgeführten psychotherapeutischen Behandlung nachweisen.

Die oft verkannte Dysthymie erfordert ein besonderes Behandlungskonzept, das die psychotherapeutische Unterstützung der Patienten inkludiert.

Die Forschergruppe von Shelton (1997) und Thase hebt die Dysthymie als eine Erkrankung hervor, die in vielen Fällen sehr spät diagnostiziert und meist untertherapiert wird. In ihrer Untersuchung von 410 Patienten wurden 41% medikamentös, 56% psychotherapeutisch behandelt, wobei beide Therapieformen in der Regel bei sich aufpfropfenden Episoden einer *major depression* eingeleitet wurden.

Neimeyer et al (1995) und sein Team beschrieben, dass es bei depressiven Patienten, die ein „Mood-disorder Programm" aus kombinierten psychopharmakologischen und psychotherapeutischen Behandlungsstrategien, ergänzt durch adjuvante Therapieangebote, durchliefen, zu einem einheitlichen Muster an symptomatischen Veränderungen kam. Patienten, bei denen eine Dysthymie diagnostiziert worden war, sprachen durchschnittlich später auf die Therapie an und zeigten kontinuierlich ein höheres Ausmaß an vegetativen Symptomen.

Bei Patienten, die an einer *double depression* also einer Dysthymie, auf die sich eine schwere depressive Episode sozusagen aufpfropft, erkranken, ist die kombinierte psychopharmakologisch-psychotherapeutische Therapie anderen Behandlungsformen deutlich überlegen (Miller et al, 1999). In Kombination mit einer psychopharmakologischen Behandlung erweisen sich auch Gruppentherapien, zusätzlich zur Einzeltherapie (Ravindran et al, 1999) oder als alleinige begleitende psychotherapeutische Maßnahme (Clark et al, 1999; Hellerstein et al, 2001) als äußerst effektvoll, wobei die Kognitiv-behaviorale Psychotherapie hier als die am besten dokumentierte und untersuchte psychotherapeutische Schule heraussticht.

In einer Langzeitbeobachtung über 5 Jahre von Patienten mit einer Dysthymie beschreiben Haykal und Akisal (1999), dass sich als Gesamtmanagement eine Kombination von modernen Antidepressiva und Psychotherapie als günstig erweist, wobei eine pharmakologische Einstellung auf SSRI eine Abnahme der Psychotherapiefrequenz zur Folge hatte.

3. Psychotherapieansätze bei der Behandlung von Patienten mit dysthymer Störung

Klienten, die an einer Dysthymie leiden, sind oft über Jahre gefangen in einem negativen Selbstbild, blicken in eine negativ gefärbte Zukunft und neigen dazu bereits gemachte Erfahrungen negativ zu interpretieren. Diesen Symptomenkomplex bezeichnete Beck als kognitive Triade (1979). Positive Interpretationen lassen die Klienten nicht zu. Neue Informationen werden meist fehlerhaft verarbeitet. Die Klienten neigen zu selektiver Verallgemeinerung, unwillkürlichen negativen Schlussfolgerungen, verabsolutiertem Denken und halten so den Glauben an die Gültigkeit negativer Konzepte aufrecht. Diese Sichtweisen werden durch sich selbst erfüllende Prophezeiungen stabilisiert.

In der Folge sollen einige Faktoren über die Entstehung bzw. die Aufrechterhaltung einer dysthymen Störung erarbeitet und die wesentlichen psychotherapeutischen Behandlungsmethoden – Analytische Psychotherapie, Verhaltenstherapie, Gruppentherapie- und Systemische Familientherapie, herausgegriffen und ihr spezifischer psychotherapeutischer Zugang zur Dysthymie diskutiert werden.

3.1 Tiefenpsychologische Theorien

Eine der traditionell wichtigsten psychodynamischen Annahmen lautet: Hinter dem Symptom steht der Konflikt.

Die Hypothese vom zugrundeliegenden Konflikt bedeutet, dass das Symptom nicht das Eigentliche ist, sondern eine Bedeutung, einen Sinn hat. Das Symptom bringt etwas zum Ausdruck, wird durch etwas aufrechterhalten, „aber das Dahinterliegende ist schwer zugänglich, es ist unbewusst" (Rudolf, 1996). Bei den psychodynamischen Annahmen sind drei Komponenten zentral:

(1) der in der Kindheit ausgelöste neurotische Konflikt (die Beziehungserfahrungen des Kindes);
(2) die Struktur der Persönlichkeit und ihre besondere Anfälligkeit für eine Erkrankung;
(3) die Art und Weise, Konflikte zu verarbeiten und eventuell eine damit verbundene Anfälligkeit für eine Erkrankung.

Wenn das grundlegende Bedürfnis nach einer engen Bezugsperson in der Kindheit nicht erfüllt wird, kann in der Folge diese frühe enttäuschende Erfahrung verdrängt werden und später ihren Ausdruck in einer dysthymen Symptomatik finden. Ein Teil des dysthymen Grundkonfliktes ist das Bedürfnis nach einer engen und vertrauten Bezugsperson, doch eine Verarbeitungsweise der frühen Enttäuschung durch eine nahe Bezugsperson könnte die Vermeidung von nahen Kontakten, aus Angst vor weiteren Enttäuschungen, sein. Eine andere Verarbeitungsweise wäre, sich in Beziehungen völlig aufzuopfern, um sich dem Partner unentbehrlich zu machen. S. Freud (1917) postuliert schon für die Depression als Wurzel eine Störung in der oralen Phase –, diese führt zu einer labilen Homöostase des Selbstwertgefühls – und zu einer Tendenz, fusionäre Beziehungen einzugehen.

Eine starke Abhängigkeit von äußeren Objekten führt zu einer stärkeren Kränkbarkeit. Tellenbach (1961) beschreibt im „Typus melancholicus" eine für die Dysthymie prädisponierende Persönlichkeit: Sie ist geprägt von Ordnungsliebe, Autoritätsgläubigkeit, bereitwilliger Unterordnung und Übergewissenhaftigkeit. Die übersteigerten Ich- Ideale und der damit verbundene Perfektheitsanspruch führen zu Enttäuschung und Selbstentwertungstendenzen. Phänomenologisch orientierte Tiefenpsychologen machen für das Entstehen der depressiven und dysthymen Störungen nicht geglückte Reifungsschritte in der Entwicklung interpersonaler Beziehungen verantwortlich.

Schultz (1955) begreift in seiner Sinnbildlehre das Innerste der dysthymen Reaktion als aversive, fluchthafte Abkehr vom Leben, was also einer Lebensverneinung entspricht.

Minkowski (1923), Straus (1960) und Gebsattel (1964) wiederum sehen in der Störung des Zeiterlebens- oder der gelebten Zeit des Werdens – den zentralen Aspekt der Dysthymie. Der Lebensbewegung ist normalerweise *die* Richtung auf die Zukunft immanent. Der Dysthyme erlebt sich aber ausgeschieden aus dem Lebensstrom, abgeschnitten von der Zukunft, und ohne erfüllende Gegenwart.

Viktor Frankl (1975), Begründer der Logotherapie, fasst die Dysthymie als Ausdruck einer verlorenen Sinnfindung auf. Es geht um die zentrale Frage, wie Menschen die Frage nach dem Sinn stellen und welche Art von Sinn sie als Voraussetzung für die Bereitschaft anfordern, in ihrer Welt weiter leben zu wollen.

3.2 Analytisch orientierte Einzeltherapie

In der analytisch orientierten Einzeltherapie wird versucht eine Verknüpfung innerer Zusammenhänge zwischen aktuellem Erleben und früheren Erlebnissen und Gefühlen herzustellen. Verdrängtes kann bewusst und integriert werden.

Tendenzen aus der Vergangenheit, aus der die Gegenwart sich entwickelte, werden ins Bewusstsein gehoben, vorhandenes Konfliktmaterial in benannte Probleme verwandelt.

In der Konfrontation damit kann es zu Neubewertungen kommen. Diese ist Voraussetzung dafür, dass sich Erleben und Verhalten zu ändern beginnt. Emotionale Tendenzen können dadurch verstärkt und damit Ambivalenzen durch entscheidendes Übergewicht beendet werden (eine symbiotische Mutter-Kind-Beziehung kann zugunsten einer befriedigenden Partnerbeziehung gelöst werden). Bei dysthymen Personen spielt die Störung des Selbstwertgefühls und daraus folgend die große narzißtische Bedürftigkeit eine wichtige Rolle. Damit verbunden ist die Sehnsucht und Tendenz Beziehungen fusionär einzugehen.

3.3 Kognitiv- verhaltenstherapeutische Ansätze

Zielen auf Veränderung der sozialen Interaktion und eine Erhöhung der sozialen Kompetenz. Nach dem Verstärker-Verlust Konzept Rehm (1981) spielen drei Faktoren als Auslöser für eine Dysthymie eine wichtige Rolle: eine geringe Anzahl von verstärkenden Ereignissen, eine geringe Verfügbarkeit von Verstärkern wie sie zum Beispiel in Beruf oder Partnerschaft gefunden werden, und eine geringe Aktivität des Individuums.

3.4 Die Kognitive Therapien

Beck und Ellis (1979; 1981), gehen auf die Erfahrung des alten griechischen Philosophen Epiktet zurück: *„Nicht die Dinge selbst beunruhigen die Menschen, sondern die Vorstellung von den Dingen"*. Beck geht davon aus, dass irrige Annahmen und falsche Überzeugungen, bei der Auslösung und Aufrechterhaltung einer Dysthymie wie auch bei der Depression eine große Rolle spielen. Beck beschreibt diese Faktoren in der negativen depressiven Triade als: (1) die negative Selbsteinschätzung, (2) das Erleben der subjektiven Überforderung durch die Umwelt und die (3) negative Zukunftsvorstellungen, von denen depressive und dysthyme Menschen beherrscht werden. Diese irrationalen, katastrophierenden Gedanken verdrängen situationsadäquate und führen zu einer abwärts gerichteten Denkspirale. Negative kognitive Denkschemate wurzeln in negativen Erfahrungen. Vor allem Verlusterlebnisse in der Kindheit können sich als negative kognitive Denkschemate verfestigen, die durch Stress als Kognitionsstörungen aktiviert werden und dann als automatische Gedanken ablaufen. Darauf beruht ein weiterer Erklärungsansatz, der besagt, dass Dysthyme, die ein solches automatisiertes Denkschema verinnerlicht haben, eine negative Selbstsicht besitzen, die sie dazu veranlasst, Ursachen für Misserfolge bei sich selbst zu suchen und Erfolge auf externe Faktoren zurückzuführen, wie zB auf Zufall oder Glück. Das führt zu einer starken Verminderung der Aktivität, weil der Erkrankte so versucht, negative Erlebnisse zu vermeiden. Da die sich daraus ergebende Aktivitätsminderung auch depressionsfördernd wirkt, entsteht ein Kreislauf, der die Symptomatik verstärkt.

Wesentliche Aufgabe der Kognitiven Therapie ist es daher fehlerhafte Denkmuster, irrationale Überzeugungen, negative Erwartungshaltungen und unerreichbare Ziele bewusst zu machen und zu ändern beziehungsweise in positive umzuwandeln. Durch das Hinterfragen dieser Überzeugungen können die Patienten dazu angeregt werden, ihre negative Erlebenswelt neu zu überdenken. Dysthyme Menschen müssen wieder lernen, Kontrolle und Kompetenz für ihr Leben zu erwerben. So sind genaue Verhaltensanalysen, die den Zusammenhang zwischen Verhalten, Gedanken und Situation erheben, hilfreich. Selbstbeobachtungsbögen erleichtern das Auffinden negativer automatischer Gedanken und Listen angenehmer Ereignisse lassen den Patienten den Zusammenhang von Erleben angenehmer Aktivitäten und positiver Stimmung erfahren. So können positive Aktivitäten identifiziert und die gefundenen Verstärker als persönliche Belohnung gezielt eingesetzt werden. Negative Gedanken, in einem Tagesprotokoll festgehalten, können auf ihre Realität geprüft und so schließlich kognitive Verzerrungen und Schlussfolgerungen korrigiert werden.

Wenn auch nicht systematisch in ideser Indikation untersucht, so stellt das Selbstbehauptungstraining nach Lazarus (2000) sicher eine wertvolle therapeutische Möglichkeit gerade im Einsatz bei Dysthymikern dar. Es betont die Wichtigkeit positiver echter Gefühlsäußerungen. Er versteht unter Selbstbehauptungsverhalten: (1) Nein-Sagen, (2) Wünsche und Forderungen äußern, (3) Kontakte knüpfen, Gespräche beginnen und beenden, (4) positive und negative Gefühle offen äußern dürfen, (5) Sich eigene Ansprüche erlauben – sie äußern – wagen, sie durchzusetzen. Dies sind genau jene Zielsymptome und -verhaltensdefizite, welche die Dysthymiker beeinträchtigen.

Ein wesentliches Element des Selbstbehauptungstrainings, angeregt von Moreno's Psychodrama, ist das Rollenspiel. Wolpe (1971) führte den Begriff „behaviouristisches Psychodrama" ein. Diese Form der Rollenspiele hilft den Patienten problematische Situationen zu bewältigen und alternative Verhaltensweisen zu wählen.

Ein wichtiger Faktor der Rehabilitation dysthymer Patienten ist die **Gruppentherapie**. Ziel ist, die Beziehungsfähigkeit der Patienten zu fördern und sie aus ihrer sozialen Isolation heraus zu führen. In Rollenspielen können die Patienten lernen mit Problembereichen wie zB Umgang mit Kritik, dem Wahrnehmen und Äußern eigener Wünsche und Bedürfnisse, Nein-Sagen zu Überforderungen und dem Ausdrücken von Ärger, umzugehen.

Einen besonders raschen und effektiven Zugangsweg erhält man über kreative Therapieformen:

Die **Malgruppentherapie**, die an unserer Klinik in den letzten Jahren entwickelt wurde, verbindet methodische Ansätze aus der gruppenanalytischen Psychotherapie, dem katathymen Bilderleben sowie der Kunsttherapie. Im Zentrum unseres Therapiekonzeptes der „Integrativen Maltherapie„ steht die Malgruppe (Taucher und Steinbauer, 1994). In der Malgruppe wird versucht, psychodynamisches Geschehen über methodische Schritte in „Innere Bilder" zu fassen und durch direkte gestalterische Umsetzung sichtbar zu machen. In der Gestaltung entsteht ein „begreifbares" Gegenüber, das einer Reflexion und Bearbeitung zugänglich wird. Gleichzeitig besteht die Möglichkeit, der seelischen Energie Ausdruck und Form zu verleihen (Jakobi, 1977). Die Bilder, die in der Malgruppe entstehen, spiegeln Gefühle und Stimmungen in der Auseinandersetzung mit der Erkrankung wieder und werden Ausgangspunkt für die Bearbeitung in der Gruppe, in der Einzel- und Familientherapie. Andere nonverbale Zugangswege eröffnen sich auch über die **Musik- und Tanztherapie** und **Entspannungsgruppen**. Ferenczi (1924) weist darauf hin, dass Entspannung die Überwindung von psychischen Hemmungen und Assoziationen fördert.

Besonderen Stellenwert in der Behandlung dysthymer Störungen hat die **Familientherapie**. In die Therapie mit einem/einer dysthymen Patient/in und deren Familie muss Wissen über die Entstehung und den Verlauf einer depressiven Störung einfließen. Reiter unterscheidet dabei auslösende Bedingungen, Vulnerabilität und soziale Beziehungen. Unter auslösenden Bedingungen sind der Verlust von Zuwendung, Respekt, Liebe, Freundschaft, Unterstützung, Wärme, die nach Kemper (1978; 1988) als Statusverlust zu interpretieren sind, zu verstehen. Auch chronische Belastungssituationen, wie sie im Rahmen von Familienkonflikten, schweren Erkrankungen und Arbeitslosigkeit, erlebt werden, können eine dysthyme Störung auslösen und aufrechterhalten.

In einer erweiterten Sicht des medizinischen Begriffes Vulnerabilität erkennt Reiter (1988), neben den genetische Prädispositionen, auch frühe Traumatisierungen und kindliche Verlusterlebnisse, unzureichende Bewältigungsmechanismen, defizitäre soziale Fertigkeiten, gelernte Hilflosigkeit und geringen Selbstwert, als Vulnerabilitätsfaktoren – Aspekte, die in die Therapie beachtet und einbezogen werden müssen.

Tatsächlich kann ein zufriedenstellendes soziales Netzwerk als ein Schutzfaktor gegen eine depressive Verstimmung verstanden werden.

Reiter (1988) prägte den Begriff der „Depressiven Konstellation" und geht dabei davon aus, dass Psychotherapeuten, die mit dysthymen/depressiven Patienten arbeiten, das Wissen aller therapeutischen Richtungen, die sich mit der Behandlung von Depressionen befassen für ihre Arbeit heranziehen. Geleitet von diesem Wissen soll es einem systemisch arbeitenden Therapeuten gelingen, einen empathischen therapeutischen Umgang mit dem dysthymen Klienten zu finden, das heißt ihm Geduld entgegenzubringen, eine Atmosphäre der Herzlichkeit und Wärme herzustellen und vorrangig Ressourcen im sozialen Netzwerk zu suchen und zu konstruieren.

3.5 Systemische Familientherapie

Ziel der Familientherapie ist es, krankheitsfördernde Strukturen und pathologische Kommunikationsformen aufzudecken, zu bearbeiten, und schließlich ein erhöhtes Verständnis für den Erkrankten und für die sich daraus ergebenden Schwierigkeiten in seinem sozialen Umfeld zu erlangen. Die systemische Familientherapie sieht in der Dysthymie ein depressives Verhalten, dass als erlerntes Verhalten betrachtet werden kann. Daher sollte versucht werden, diese „Lernphase" so kurz wie möglich zu halten, also die Therapie so frühzeitig wie möglich zu beginnen. In diesem Sinne wird die medikamentöse Unterstützung der Psychotherapie als wesentliches Hilfsmittel betrachtet. In der systemischen Arbeit ist ein wesentlicher Anteil der Therapie die Auseinandersetzung mit Problemkreisen. Zentrale Fragen sind: „Was ist das Problem? – Wer ist/ hat ein Problem? – Auf wen wirkt sich dieses Problem noch aus? – Wer und was gehört zum Problemsystem?" Daher wird versucht, aus der Sichtweise der KlientInnen und deren Angehörigen ein Konstrukt des dysthymen Problemsystems zu identifizieren. Auf dem Boden des negativen Selbstgefühls, der ständigen Schuld- und Insuffizienzgefühle glauben die Patienten in der Regel alleine verantwortlich bzw. „schuld" für ihre Symptome zu sein. Meist sieht auch der Partner die dysthyme Verstimmung als individuelles Problem des anderen. Anderson (1987) definiert die Interaktion zwischen einem dysthymen Patienten und seiner Familie wie folgt: Die Familie versucht zu helfen – der Patient reagiert zu wenig (aus der Sicht der Familie) – die Familie tendiert zur Eskalation oder zieht sich zurück – der Patient fühlt sich unverstanden oder verlassen – die Familie reagiert mit Schuldgefühlen und verstärkt ihr Überengagement beziehungsweise ihr überprotektives Verhalten – der Patient fühlt sich zunehmend wertlos und in eine infantile Rolle gedrängt – die Familie erschöpft sich und ist ausgebrannt. Es entsteht ein Dilemma von Schuld und Aggression. Wenn der Patient durch auslösende Ereignisse oder spontan sein depressives Verhalten und Erleben ändern kann, findet er sich in einer Situation, in der sein neues Verhalten keinen Platz mehr hat, es sogar auf Unverständnis stößt und manchmal sogar bekämpft wird. Einen weiteren Eckpfeiler in der Therapie der Dysthymie bildet die Fähigkeit der TherapeutIn, sich nicht in den Sog der Hilflosigkeit hineinziehen zu lassen, sich eigener Ohnmachtsgefühle bewusst zu sein und die persönlichen Bewältigungsmöglichkeiten solcher Gefühle als Ressourcen zur Verfügung zu haben und zu nützen.

3.6 Systemische Techniken in der Therapie der Dysthymie

In der Therapie der Dysthymie haben sich Techniken wie zirkuläres Fragen, Dekonstruktion, Externalisieren (White, 1989), Ko-Konstruieren von Hoffnung (Tomm, 1996), Skalieren und Gefühlsaustausch besonders bewährt. Zwei dieser Techniken, die sich nach unserer Erfahrung besonders gut in die Therapie von Dysthymikern einbauen lassen, sollen im Folgenden kurz erklärt werden:

(1) **Skalieren:** Da gerade dysthyme Menschen dazu neigen in entweder-oder Kategorien zu denken und kleine Veränderungen schwer wahrnehmen können, ist es hilfreich, Zustände über eine Skala beschreiben zu lassen. Zum Beispiel 1–10. „1" wäre extrem schlechte Stimmung, „10" Hochgefühl. Durch diese Form der Fragen können in kurzer Zeit kleine aber entscheidende Unterschiede bewusst gemacht werden.

(2) **Gefühlsaustausch:** Partner von dysthymen Patienten erleben in der Regel sehr starke Gefühle der Hilflosigkeit, die sie aber für sich behalten, meist um den kranken Partner nicht noch zusätzlich zu belasten. So wirkt der Partner sehr stark und kann den Kranken stützen. Gelingt es, diese Gefühle in der Beziehung auszutauschen kann Intimität wieder hergestellt werden.

4. Zusammenfassung

Die Kombination von Psychopharmakotherapie und Psychotherapie hat sich in der Behandlung der Dysthymie etabliert. Während mittels medikamentöser Einstellung eine rasche Symptomreduktion wie Verbesserung der Antriebslage, Anhebung der Grundstimmung und Minderung der somatischen Beschwerden erreicht werden kann, zeigt sich unter Psychotherapie neben einer weiteren Verbesserung der gedrückten Stimmungslage auch eine geringere Neigung zu sozialem Rückzug, eine Steigerung der Aktivität und eine Verbesserung der familiären Beziehungen. Unter einer Kombinationstherapie lässt sich die Rückfallsquote im Gegensatz zur alleinigen psychopharmakologischen Behandlung um die Hälfte senken. Prinzipiell sind alle psychotherapeutischen Methoden zur Behandlung von dysthymen Zustandsbildern geeignet und in fast jeder anerkannten psychotherapeutischen Schule gibt es spezielle Konzepte zur Therapie von Depressionen und Dysthymie. In der kognitiven Verhaltenstherapie und in der systemischen Familientherapie gibt es die vielfältigsten und spezifisch auf die Dysthymie zugeschnittenen Behandlungsstrategien, die teilweise auch manualisiert sind. Neben der kognitiven Verhaltenstherapie sind die Interpersonelle Psychotherapie und das Psychodrama die Therapieformen die wissenschaftlich am besten evaluiert wurden und deren Wirksamkeit in mehreren Studien belegt werden konnte. Gruppentherapien erweisen sich zusätzlich zur Einzeltherapie oder als alleinige psychotherapeutische Maßnahme neben einer medikamentösen Therapie als effizient, wobei auch hier der Erfolg der Kognitiv-behavioralen Verhaltenstherapie am besten dokumentiert ist.

Im Rahmen der psychotherapeutischen Behandlung erlernen die an Dysthymie Erkrankten, Auslöser und aufrechterhaltende Faktoren ihrer Erkrankung zu identifizieren und deren Einfluss auf sie selbst und ihr Lebensumfeld zu erkennen. Konflikte werden thematisiert und andere, neue Lösungswege erarbeitet. Die Patienten erleben eine Möglichkeit, handlungsfähig zu sein und neben der eher passiven Einnahme von Medikamenten aktiv an dem Prozess ihrer Gesundwerdung mitzuarbeiten.

Wie auch in anderen Bereichen der Dysthymieforschung wie Entwicklung spezifischer pharmakotherapeutischer Strategien, Entwicklung differentialdianostischer Algorithmen, diagnostische Validierung der Krankheitsentität etc steht sicherlich auch auf dem Gebiet der Psychotherapieforschung aber auch der Entwicklung konkreter spezifischer Therapiekonzepte einiges an Weiterentwicklung und Arbeit an, wobei wir jedoch erfreulicherweise angesichts des großen Fundus an Wissen auf dem Gebiete der Depression aus dem Vollen schöpfen können.

Worunter verbirgt sich die Dysthymie?

H. Scholz, C. Knoflach-Reichert, P. Hofmann

1. Definition des Begriffs „Dysthymie"

Wenn Patienten über langzeitig andauernde traurig negativistische Verstimmung berichten, werden je nach Ausbildungsstand und individueller Einstellung der Therapeuten unterschiedliche Erklärungen bzw. Diagnosen angewendet. Lassen sich permanent andauernde Belastungen, Kränkungen oder protrahierte Trauer als Hintergrund ausschließen, könnte neben dem hier diskutierten Begriff Dysthymie, je nach individueller Einstellung des Therapeuten, ein breites Band von Diagnosen wie Neurasthenie, depressive Persönlichkeit, depressive Neurose, Typus melancholicus Tellenbach, chronische depressive Verstimmung uam. angewendet werden.

Zur weiteren Komplizierung des Bildes können Dysthymien Wechselbeziehungen zu Persönlichkeitsstörungen und Substanzabhängigkeiten aufweisen, die ihrerseits wieder zu emotionalen Folgestörungen führen. Besonders schwierig kann die Abgrenzung von Dysthymien bei älteren multimorbid erkrankten Patienten mit ihren vielen zusätzliche Belastungen im psychosozialen Bereich werden.

Darüber hinaus werden bei Dysthymien mit ausgeprägteren körperlichen Ausdruckssymptomen, zB chronischen Schmerzzuständen oder anderen funktionellen Ausfällen vielfach somatische Fehldiagnosen, zB: „seropositive Borreliose", „Fibromyalgie" oder *chronic fatigue syndrom"* gestellt und vielfach über Jahre ohne andauernden Erfolg behandelt.

Aus diesen Fakten erklärt sich die hier dargestellte Intention zu einer möglichst konkreten *Definition des Begriffs „Dysthymie"* einschließlich seiner Entstehungsgeschichte mit dem Versuch einer anschließenden Differenzierung der oben angeführten diagnostischen Alternativen:

Der bereits von Hippokrates erwähnte Begriff Dsythmie stand über lange Zeit im Schatten der Diagnose Depression bzw. neurotisch depressiver Zustandsbilder. Zu den entscheidenden Motiven zur Abgrenzung von Dysthymien zur depressiven Neurose und den prognostisch besonders ungünstigen chronifizierten Depressionen zählten die Berichte von Akiskal und Mitarbeitern (1980; 1981; 1983) über das gute Ansprechen von Dysthymien auf antidepressive Medikation. Als Konsequenz erfolgte 1987 die Einarbeitung der Dysthymie in das DSM III-R der American Psychiatric

Tabelle 1. Diagnosekriterien Dysthymia nach ICD-10 bzw. DSM-IV

ICD-10	DSM-IV
A. Konstante oder konstant wieder-kehrende Depression über einen Zeitraum von mindestens 2 Jahren. Dazwischenliegende Perioden normaler Stimmung dauern selten länger als einige Wochen, hypomanische Episoden kommen nicht vor.	A. Depressive Verstimmung, die die meiste Zeit des Tages an mehr als der Hälfte aller Tage, entweder vom Patienten berichtet oder von anderen beobachtet, über einen Zeitraum mindestens 2-jährigen Zeitraum andauert. *Beachte:* Bei Kindern und Heranwachsenden kann reizbare Verstimmung vorliegen und die Dauer muss mindestens 1 Jahr betragen.
B. Keine oder nur sehr wenige der einzelnen depressiven Episoden während eines solchen Zweijahreszeitraums sind so schwer oder dauern so lange an, dass sie die Kriterien für eine rezidivierende leichte depressive Störung (F33.0) erfüllen.	B. Während der depressiven Verstimmung bestehen mindestens 2 der folgenden Symptome: 1) Appetitlosigkeit oder übermäßiges Bedürfnis zu essen 2) Schlaflosigkeit oder übermäßiges Schlafbedürfnis 3) Energiemangel oder Erschöpfung 4) Geringes Selbstwertgefühl 5) Konzentrationsstörungen oder Entscheidungserschwernis 6) Gefühl der Hoffnungslosigkeit.
C. Wenigstens während einiger Perioden der Depression sollten mindestens 3 der folgenden Symptome vorliegen: 1) verminderter Antrieb oder Aktivität 2) Schlaflosigkeit 3) Verlust des Selbstvertrauens 4) Konzentrationsschwierigkeiten 5) Neigung zum Weinen 6) Verlust des Interesses oder der Freude an Sexualität oder anderen angenehmen Aktivitäten 7) Gefühl von Hoffnungslosigkeit und Verzweiflung	C. In der betreffenden Zweijahresperiode (1 Jahr bei Kindern und Heranwachsenden) gab es keinen Zeitraum von mehr als 2 Monaten oder Symptome wie unter A und B beschrieben.
	D. In den ersten 2 Jahren der Störung (1 Jahr bei Kindern und Heranwachsenden) bestand keine Episode einer *major depression*, dh das Störungsbild wird nicht besser durch eine chronische oder teilremittierte *major depression* erklärt.

8) Erkennbares Unvermögen mit den Routineanforderungen des täglichen Lebens fertig zu werden
9) Pessimismus im Hinblick auf die Zukunft oder Grübeln über die Vergangenheit
10) Sozialer Rückzug
11) Verminderte Gesprächigkeit.

Beachte: Wenn gewünscht, kann ein früher (in der Adoleszenz oder in den 20ern) oder ein später Beginn (meist zwischen dem 30. und 50. Lj, im Anschluss an eine affektive Episode) näher gekennzeichnet werden.

E. Zu keinem Zeitpunkt ist eine manische Episode, eine gemischte Episode oder eine hypomane Episode aufgetreten und die Kriterien für eine zyklothyme Störung waren niemals erfüllt.

F. Die Störung tritt nicht ausschließlich im Verlauf einer chronischen psychotischen Störung wie Schizophrenie oder wahnhafte Störung auf.

G. Die Symptome gehen nicht auf die direkte Wirkung einer Substanz (zB Droge, Medikament) oder eines medizinischen Krankheitsfaktors (zB Hypothyreose) zurück.

H. Die Symptome verursachen in klinisch bedeutsamer Weise Leiden oder Beeinträchtigungen in sozialen, beruflichen oder anderen wichtigen Funktionsbereichen.

Bestimme, ob:
mit frühem Beginn: Beginn der Störung vor Vollendung des 21. Lebensjahres;
mit spätem Beginn: Beginn der Störung im Alter von 21 Jahren oder später.

Association (APA). Daraus erfolgten dann auch Intentionen zur die Darstellung von Subtypen und der Abgrenzung gegenüber der *major depression*.

Die *Dysthymie* wird heute als eigenständiges Krankheitsbild dem Spektrum affektiver Erkrankungen zugeordnet. Epidemiologischen Untersuchungen zufolge liegt die Punktprävalenz dieser Störung etwa bei 3% und die Lebenszeitprävalenz bei 6% und stellt damit ein erhebliches Problem für das Gesundheitssystem dar. Nach den Ergebnissen einer Catchment-Area-Untersuchung sind Frauen etwa eineinhalb bis dreimal häufiger als dysthym diagnostiziert als Männer (Weissman et al, 1988; Kessler et al, 1994). Wesentlich höhere Prävalenzwerte um 36% werden von Markowitz et al für Patienten psychosozialer Einrichtungen 1992 berichtet (genaueres s Kapitel Hinterhuber).

Die betroffenen Patienten fühlen sich nahezu permanent müde, depressiv gestimmt und pessimistisch. Dadurch werden nahezu alle Lebensvorgänge als Anstrengung erlebt und die Genussfähigkeit massiv reduziert. Dysthym verstimmte Patienten grübeln, beklagen sich, schlafen schlecht und fühlen sich unzulänglich. Da die Wurzeln der Dysthymie offensichtlich tief in der Entwicklung verankert sind, lässt sich retrospektiv Verstimmung und Reizbarkeit vielfach bereits in Kindheit und Adoleszenz (s Kapitel Zapotoczky) erheben. Dementsprechend berichten viele Betroffene, sie wären immer schon depressiv gewesen.

2. Major depression

Zu den wesentlichen Kriterien der Abgrenzung gegenüber der *major depression* zählen die weniger starke Ausprägung der Symptomatik und der charakteristische Verlauf mit frühem Beginn. Typisch für die Dysthymie ist ein schleichender Beginn in der Kindheit und Jugend sowie ein fluktuierender oder persistierender Verlauf.

Somit wird eine Dysthymie diagnostiziert, wenn die Erkrankung jahrelang – nach dem DSM-IV mindestens zwei Jahre – besteht, die Symptomatik an der überwiegenden Zahl der Tage vorhanden ist und weniger ausgeprägt ist als bei einer tatsächlichen Depression bzw. depressiven Episode. In beiden Diagnosemanualen erfolgt eine Differenzierung zwischen einem frühen und einem späten Krankheitsbeginn. Im DSM-IV wird die Trennlinie mit dem 21. Jahr, im ICD-10 mit dem 30. Lj gezogen.

Bei mehr als der Hälfte dysthymer Patienten entwickelt sich im Laufe der Zeit eine *major depression*. Für diese Unterform, bei der eine zugrunde liegende Dysthymie von einer *major depression* überlagert wird, wurde der Begriff *double depression* (Keller und Shapiro, 1982; Keller, 1983) geprägt. Nach den Ergebnissen einer DSM-IV Feldstudie fanden sich bei immerhin 79% von Patienten mit den Kriterien einer Dysthymie auch Episoden einer *major depression* (Keller et al, 1995). Die ursprüngliche Ansicht, dass es sich dabei um eine prognostisch besonders ungünstige Verlaufsform handelt, wird noch uneinheitlich bewertet, da trotz der Potenzierung der Störungen die psychopharmakologischen Behandlungsresultate (s Kapitel Hofmann) zumindest mit trizyklischen Antidepressiva keine Unterschiede aufwiesen (Marin et al, 1994).

Insgesamt muss, trotz aufwendiger Klassifizierungsversuche in ICD-10 und DSM-IV akzeptiert werden, dass der Begriff Dysthymie entgegen der beabsichtigten Tendenz zu einer praxisnahen Vereinfachung keinesfalls einheitlich verwendet wird.

3. Depressive Neurose

Dem entsprechend werden Bezeichnungen wie *depressive Neurose* weiterhin beibehalten, welche als eine Art charakterimmanente neurotisch depressive Verstimmung aufgefasst wird. Dementsprechend müsste sich hier anamnestisch mit höherer Wahrscheinlich eine charakteristische neurotische Entwicklung erheben lassen. Zu den wesentlichen Unterschieden zur Dysthymie zählen somit auch die andersartigen Schwerpunkte Behandlungsstrategien, da bei depressiven Neurosen vor allem psychodynamisch orientierte Psychotherapieverfahren angewendet werden.

4. Konzept der „depressiven Persönlichkeitsstörung"

Ein weiterer von der Dysthymie nur mit großen Schwierigkeiten abgrenzbarer Bereich liegt in dem von K. Schneider geschaffenen Konzept der *„depressiven Persönlichkeitsstörung"*, das durch neuere Bearbeitungen ebenfalls wieder in den modernen statistischen Manualen Eingang gefunden hat (ua: Hirschfeld und Holzer, 1994; Klein, 1990; Phillips et al, 1990). Hier liegen derartig starke Überlappungen vor, dass eine Abgrenzung aus der klinischen Symptomatik und dem Verlauf äußerst schwierig ist. Nach einer Untersuchung von Eguskiza (2001) sind depressive Persönlichkeitsstörungen eher mit anderen Persönlichkeitsstörungen des Cluster C bzw. der schizoiden Persönlichkeitsstörung assoziiert, während bei Dysthymien vermehrt Persönlichkeitsstörungen des Cluster B gefunden würden. Allerdings wird auch in dieser Studie auf die Existenz zahlreicher Übergangsformen bzw. Überlappungen hingewiesen. Als brauchbarstes Kriterium für das Vorliegen einer Dysthymie kann im Einzelfall das Ansprechen auf antidepressive Medikation angesehen werden. In Übereinstimmung mit Markowitz (1998) sollte im Zweifelsfall, vor der Klärung des Behandlungserfolgs, eine Etikettierung als Persönlichkeitsstörung aufgrund des damit immer noch verknüpften therapeutischen Pessimismus im Interesse des Patienten eher vermieden werden.

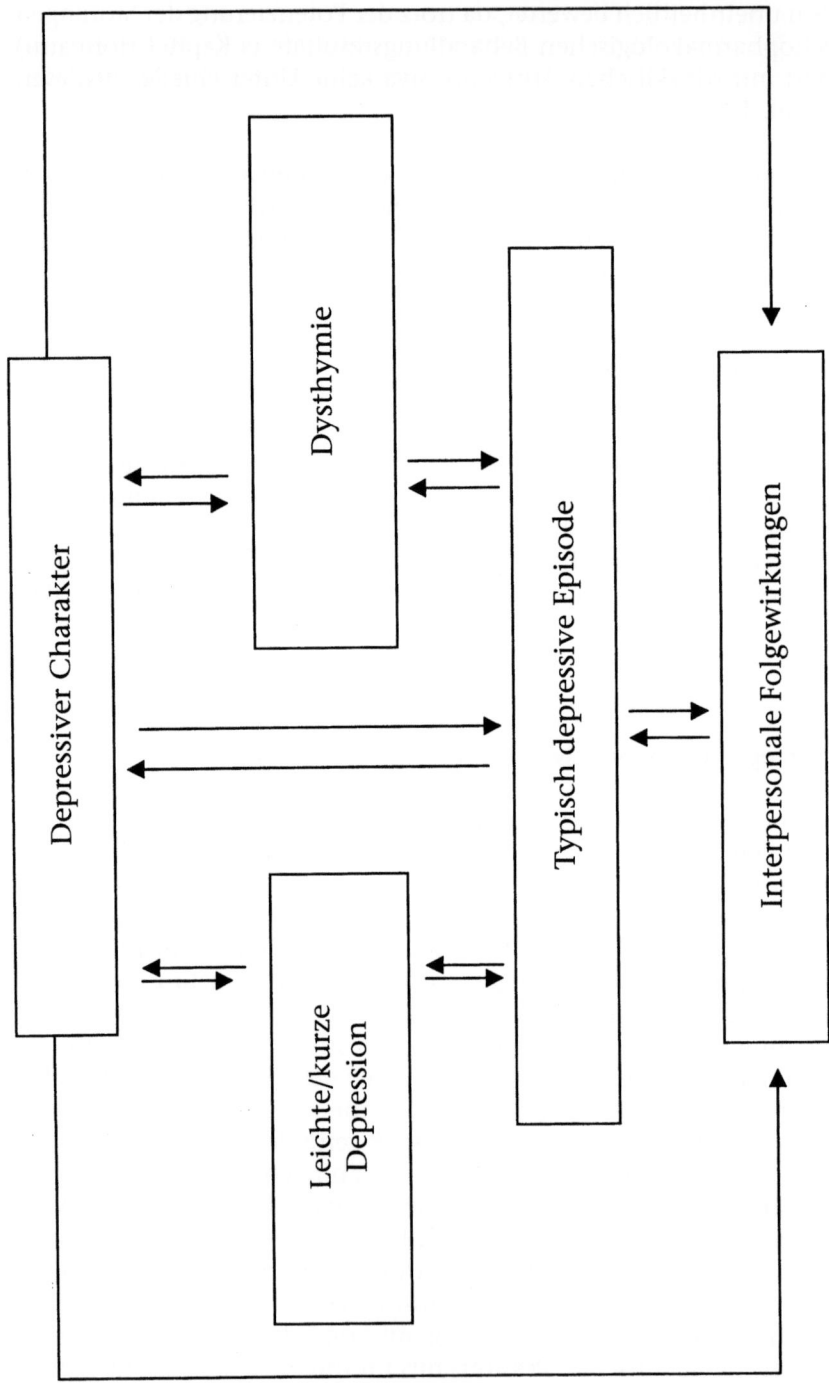

Abb. 1. Bezug der Dysthymie zu anderen Störungen des affektiven Spektrums (nach Akiskal, 1994)

Ein neuerer ebenso von der Dysthymie teilweise unscharf abgegrenzter Bereich wird unter der Bezeichnung „*Chronic Fatigue Syndrom*" (CSF) diskutiert. Da gerade dieser Begriff sowohl phänomenologisch als auch in seiner klinischen Symptomatik äußerst inhomogen ist, sollte seine Verwendung in der konkreten Diagnostik so oft wie möglich vermieden bzw. durch Darstellung der individuellen Symptomatik ersetzt werden. Das CFS zeichnet sich durch schwerwiegende psychische und physische Erschöpfungszustände unklarer Genese aus. Es wird daher oft auch als *myalgische Encephalitis* oder *post-virales Syndrom* bezeichnet, um zum einen die organische Komponente aber auch die mögliche virale Genese zu berücksichtigen. Aus epidemiologischen Untersuchungen weiß man, dass CSF-Patienten 6–10-mal häufiger die Kriterien der Dysthymie erfüllen als andere. Tatsache ist aber, dass ein Großteil der CSF-Patienten keinerlei Kriteriencluster psychischer Erkrankungen erfüllen – CFS ist somit keine „nur noch nicht richtig diagnostizierte psychische Störung". Ein weiteres wichtiges Unterscheidungsmerkmal ist sicherlich auch, dass CFS-Patienten kaum auf eine Pharmakotherapie mit Antidepressiva ansprechen. Dies obwohl es zahlreiche symptomatisch/phänomenologische Überschneidungen mit der Depression vor allem vom Dysthymietyp gibt (Brunello et al, 1999).

6. Komorbiditäten und Persönlichkeitsstörungen

Zur weiteren Erschwernis der Diagnostik trägt der Umstand bei, dass Dysthymien häufig in Form von *Komorbiditäten* gemeinsam mit anderen psychiatrischen wie auch medizinischen Diagnosen zu finden sind. Beim Beginn der Erkrankung in der Kindheit und Jugend treten sie häufig in Verbindung mit Persönlichkeitsstörungen, Suchterkrankungen und Angststörungen auf.

Prognostisch ungünstig sind die ebenfalls häufigen *Komorbiditäten mit Persönlichkeitsstörungen*.

Deutliche Parallellen finden sich speziell bei der *dependenten Persönlichkeitsstörung*, da auch hier tiefgreifende Störungen der Eigeninitiative, Fähigkeit zur autarken Entscheidungsfindung und Aktivierung vorliegen, die einerseits zu chronisch dysthymen Verstimmungen führen und anderseits durch deren Symptomkomplex noch erheblich verschärft werden können.

Zusammenhänge finden sich aber auch mit Persönlichkeitsstörungen vom *histrionischen, narzistischen und Borderline-Typ*. Aufgrund des gerade bei diesen Störungen nahezu gesetzmäßig erwartbaren Scheiterns der zwischenmenschlichen Erwartungen zählen dysthyme Verstimmungen zu den logischen Folgen der Interaktionen mit der Peristase.

Oft werden die damit verbundenen Spannungen und depressiven Störungen schon von Jugendlichen zum Zwecke der Selbstheilung jahrelang bestehender Verstimmungen Suchtmittel eingesetzt. Diese Problematik findet ihren Niederschlag in der *hohen Quote von Suchterkrankungen bei dysthymen Patienten.* Auch hier kommt es zu einer oft schwer abgrenzbaren Verflechtung zwischen ursächlichen Komponenten und den ebenfalls dysthyme Bilder provozierenden Folgezuständen, die besonders bei chronischem Äthylismus aber auch nach Cocainabusus registriert werden können. Ein sehr interessanter Ansatz von Eames et al (1998) befasst sich mit charakteristischen Missbrauchsmustern bei Klienten mit Substanzmissbrauch bzw. solchen mit zusätzlicher Dysthymie mit dem Resultat, dass sich Patienten mit Dysthymien durch den frühen Einsatz von Koffein offensichtlich zur Selbstbehandlung, charakterisieren ließen.

7. Kardiovaskuläre Erkrankungen

Besonders *im höheren Lebensalter* verbirgt sich die Dysthmie hinter medizinischen, vor allem kardiovaskulären Erkrankungen/Herzerkrankungen, Hypertonie und bleibt deshalb meist unentdeckt. (Dabei erhebt sich die Frage, ob die Dysthymie für medizinische Erkrankungen disponiert oder ob es sich um eine spezifische Stressreaktion auf medizinische Erkrankungen handelt). In diesem Lebensabschnitt entwickelt sich die Dysthymie überdurchschnittlich häufig in der Folge von Verlusterlebnissen.

Das soziale Funktionsniveau dysthymer Patienten wird gemeinhin als relativ stabil eingeschätzt, was jedoch kritisch betrachtet werden sollte. Hinter gutem sozialen Funktionieren verbirgt sich oft ein großer Leidensdruck. Die leichtgradige über Jahre bestehende depressive Verstimmung führt zu interpersonellen Schwierigkeiten wie Abhängigkeit, niedrige Frustrationstoleranz und Rigidität. Die Folge sind oft deutliche Beeinträchtigungen im sozialen sowie schulischen respektive beruflichen Bereich.

Die Häufigkeit dieses Syndroms sowohl im medizinischen Bereich als auch im psychiatrischen Setting unterstreicht die Notwendigkeit einer differenzierten Diagnostik. Aufgrund der geringgradigen Symptomatik, des schleichenden und oft unmerklichen Beginnes sowie des weitgehend erhaltenen sozialen Funktionierens wird bei einem Großteil der Betroffenen eine Dysthymie mitunter nie diagnostiziert. Die Bedeutung dieser Erkrankung zeigt sich nicht zuletzt an der Koinzidenz mit Suchterkrankungen und der hohen Suizidrate dysthymer Patienten.

Literatur

Agras St (1959) The relationship of school phobia to childhood depression. Am J Psychiatry 116: 533

Akiskal HS, McKinney WT (1975) Overview of recent research in depression. Integration of ten conceptual models into a comprehensive clinical frame. Arch Gen Psychiatry 32: 285–305

Akiskal HS, Djenderedjian AH, Rosenthal RH, Khani MK (1977) Cyclothymic disorder: Validating criteria for inclusion in the bipolar effective group. Am J Psychiatry 134: 1227–1233

Akiskal HS, Bitar AH, Puzantian VR, Rosenthal TL, Walker PW (1978) The nosological status of neurotic depression. A prospective three- to four-year follow-up examination in light of the primary-secondary and unipolar-bipolar dichotomies. Arch Gen Psychiatry 35: 756–766

Akiskal HS et al (1979) Cyclothymic temperamental disorders. Psychiatr Clin North Am 2: 527–554

Akiskal HS, Rosenthal TL, Haykal RF, Lemmi H, Rosenthal RH, Scott-Strauss A (1980) Characterological depression: Clinical and sleep EEG findings separating subaffective dysthymias from characterspectrum disorders. Arch Gen Psychiatry 37: 777–783

Akiskal HS (1981) Subaffective disorders: Dysthymic, cyclothymic and bipolar II disorders in the „borderline" realm. Psychiatr Clin North Am 4: 25–46

Akiskal HS, King D, Rosenthal TL (1981) Chronic depression. Clinical and familial characteristics in 137 probands. J Affektive Disord 3: 297–315

Akiskal HS (1983) Dysthymic disorder: Psychopathology of proposed chronic depressive subtypes. Am J Psychiatry 140: 11–20

Akiskal HS (1983) Dysthymie and cyclothymic disorders: A paradigm for high-risk research in psychiatry. In: Davis JM, Maas JW (eds) The affective disorders. American Psychiatric Press, Washington, DC, 211–231

Akiskal HS (1992) Delineating irritable-choleric and hyperthymic temperaments as variants of cyclothymia. J Personal Disord 6: 326–342

Akiskal HS, Akiskal K (1992) Cyclothymic, hyperthymic and depressive temperaments as subaffective variants of mood disorders. In: Tasman A, Riba MB (eds), Ann Rev, vol. 11. American Psychiatric Press, Washington, DC, 43–62

Akiskal HS (1994) Dysthymia: Clinical and external validity. Acta Psychiatr Scand 89 (suppl 383): 19–23

Akiskal HS (1994) Dysthymic and cyclothymic depressions: Therapeutic considerations. J Clin Psychiatry 55, Suppl 4: 46–52

Akiskal HS (1994) The temperamental borders of affective disorders. Acta Psychiatr Scand 89, Suppl 379: 32–37

Akiskal HS (1995) Toward a temperament-based approach to depression: Implications for neurobiologic research. Adv Biochem Psychopharmacol 49: 99–112

Akiskal HS, Maser JD, Zeller PJ, Endicott J, Coryell W, Keller M, Warshaw M, Clayton P, Goodwin F (1995) Switching from unipolar to bipolar II. An 11-year prospective study of clinical and temperamental predictors in 559 patients. Arch Gen Psychiatry 52: 114–123

Akiskal HS (1996) Dysthymia as a temperamental variant of affective disorder. Eur Psychiatry 11, Suppl 3: 117–122s

Akiskal HS (1996) The prevalent clinical spectrum of bipolar disorders: Beyond DSM-IV. J Clin Psychopharmacology 16, Suppl. 1: 4s–14s

Albert R, Ebert D (1996) Full efficacy of SSRI treatment in refractory dysthymia is achieved only after 16 weeks. J Clin Psychiatry 57: 4

American Psychiatric Association (1968) Diagnostic and Statistical Manual of Mental Disorders, 2nd ed, DSM-II. APA, Washington, DC

American Psychiatric Association (1980) Diagnostic and Statistical Manual of Mental Disorders, 3rd ed, DSM-III. APA, Washington, DC

American Psychiatric Association (1987) Diagnostic and Statistical Manual of Mental Disorders, 3rd ed, DSM-III-R. APA, Washington, DC

Amore M, Jori MC (2001) Faster response on amisulpride 50 mg versus sertraline 50–100 mg in patients with dysthymia or double depression: a randomized, double-blind, parallel group study. Int Clin Psychopharmacol 16: 317–324

Anderson T (1987) The reflecting team. Fam Process 26: 415–428

Angst J (1966) Zur Ätiologie und Nosologie endogener depressiver Psychosen. Springer, Berlin Heidelberg New York

Angst J, Dobler-Mikola A (1984) The Zurich study. III: Diagnosis of depression. Eur Arch Psychiatr Neurol Sci 234: 30–37

Angst J, Dobler-Mikola A (1985) The Zurich study. A prospective epidemiological study of depressive, neurotic, and psychosomatic syndromes. IV: Recurrent and nonrecurrent brief depression. Eur Arch Psychiatr Neurol Sci 234: 408–416

Angst J (1987) Begriff der affektiven Erkrankungen. In: Kisker K P, Lauter H, J-E Meyer, Müller C, Strömgren E (Hrsg) Psychiatrie der Gegenwart, Bd 5. Springer, Berlin Heidelberg

Angst J (1987) Epidemologie der affektiven Psychosen. In: Kisker KP, Lauter H, J-E Meyer, Müller C, Strömgren E (Hrsg) Psychiatrie der Gegenwart, Bd 5. Springer, Berlin Heidelberg

Literatur

Angst J, Wicki W (1991) The Zurich study XI. Is dysthymia a seperate form of depression? Results of the Zurich Cohort Study. Eur Arch Psychiatr Clin, Neurosci 240: 349–354

Angst J (1994) The history and concept of recurrent brief depression. Eur Arch Psychiatr Clin, Neurosci 244: 171–173

Angst J (2001) Persönliche Mitteilung

Anisman H, Merali Z (1997) Chronic stressors and depression: distinguishing characteristics and individual profiles. Psychopharmacol 134 (4): 330–332

Anisman H, Ravindran AV, Griffiths J, Merali Z (1999) Endocrine and cytokine correlates of major depression and dysthymia with typical or atypical features. Mol Psychiatry 4 (2): 109–11

Anisman H, Ravindran AV, Griffiths J, Merali Z (1999) Interleukin-1 beta production in dysthymia before and after pharmacotherapy. Biol Psychiatry 46 (12): 1649–55

Baillarger J (1854) De la folie à double forme. Leçons faites a la Salpetriere dans le semestre d'été de 1854. Ann Med Psychol 6: 369–391

Bakish D, Lapierre YD, Weinstein R et al (1993) Ritanserin, imipramine and placebo in the treatment of dysthymic disorder. J Clin Psychopharmacol 6 (13): 409–415

Barrett JE, Williams JW, Oxman ThE, Katon W, Frank E, Hegal MT, Sullivan M, Schulberg HC (1999) The treatment effectiveness project. A comparison of the effectiveness of paroxetine, problem-solving therapy, and placebo in the treatment of minor depression and dysthymia in primary care patients: Background and research plan. General Hospital Psychiatry 21: 260–273

Barrett JE, Williams JW, Oxman ThE, Frank E, Katon W, Sullivan M, Hegel MT, Cornell JE, Sengupta AS (2001) Treatment of dysthymia and minor depression in primary care. The Journal of Family Practice 50 (5): 405–412

Barzega G, Maina G, Venturello S, Bogetto F (2001) Dysthymic disorder: Clinical characteristics in relation to age at onset. J Affect Disord 66: 39–46

Bayer R, Spitzer RL (1985) Neurosis, psychodynamics and DSM-III. A history of controversy. Arch Gen Psychiatry 42: 187–196

Beck AT, Rush AJ, Shaw BF, Emery G (1979) Cognitive therapy of depression. The Guildford Press, New York

Bersani G, Pozzi F, Marini S, Grispini A, Pasini A, Ciani N (1991) 5-HT$_2$ receptor antagonism in dysthymic disorder: A double-blind placebo-controlled study with ritanserin. Acta Psychiatr Scand 83: 244–248

Blazer D, Hughes DC, George LK (1987) The epidemiology of depression in an elderly community population. Gerontologist 27: 281–287

Boland RJ, Keller MB (2000) Andere affektive Störungen. In: Helmchen H, Henn F, Lauter H, Satorius N (Hrsg) Psychiatrie der Gegenwart, Bd 5. Schizophrene und affektive Störungen. Springer, Berlin Heidelberg New York, 337–356

Bondareff W, Alpert M, Friedhoff AJ et al (2000) Comparison of sertraline and nortriptyline in the treatment of major depressive disorder in late life. Am J Psychiatry 157: 729–736

Boyer P, Lecrubier Y, Stalla-Bourdillon A, Fleurot O (1999) Amisulpride versus amineptine and placebo for the treatment of dysthymia. Neuropsychobiol 39 (1): 25–32

Brieger P, Marneros A (1995) Das Dysthymiekonzept: Aktuelles und Geschichtliches – ein Überblick. Fortschr Neurol Psychiatr 63: 411–420

Brieger P, Marneros A (1997) Dysthymia and cyclothymia: Historical origins and contemporary development. J Affect Disord 45: 117–126

Brieger P, Marneros A (1997) The comorbidity between personality and dysthymic disorder-historical and conceptual issues (letter). Am J Psychiatry 154: 1039–1040

Brieger P, Marneros A (1997) Was ist Zyklothymia? Nervenarzt 68: 531–544

Bronisch T (1990) Dysthyme Störungen. Nervenarzt 61: 133–139

Burton R, Akiskal HS (1990) Dysthymic disorder. Royal College of Psychiatrists, London, Gaskell

Calabrese JR, Skwerer RG, Barna B, Gulledge AD, Valenzuela R, Butkus A, Subichin S, Krupp NE (1986) Depression, immunocompetence, and prostaglandines of the E-series. Psychiatry Res 17 (1): 41–7

Cassano GB, Jori MC (2002) Efficacy and safety of amisulpride 50 mg versus praoxetine 20 mg in major depression: A randomized, double-blind, parallel group study. Int Clin Psychopharmacol 17: 27–32

Catalan R, Gallart JM, Castellanos JM, Galard R (1998) Plasma corticotropin-releasing factor in depressive disorders. Biol Psychiatry 44 (1): 15–20

Chodoff K (1972) The depressive personality. Arch Gen Psychiatry 27: 666–673

Clarke GN, Rohde P, Lewinsohn PM, Hops H, Seeley JR (1999) Cognitive-behavioral treatment of adolescent depression: Efficacy of acute group treatment and booster sessions. J Am Acad Child Adolescent Psychiatry 38 (3): 272–279

De Kloet ER, Reul JM (1987) Feedback action and tonic influence of corticosteroids on brain function: A concept arising from the heterogeneity of brain receptor systems. Psychoneuroendocrinol 12 (2): 83–105

De Mello MF, Myczcowisk LM, Menezes PR (2001) A randomized controlled trial comparing moclobemid and moclobemid plus interpersonal psychotherapy in the treatment of dysthymic disorder. J Psychother Pract Res 10: 117–123

Depue RA, Slater JF, Wolfstetter-Kausch H, Klein D, Goplerud E, Farr D (1981) A behavioural paradigm for identifying persons at risk for depressive disorder: A conceptual framework and five validation studies. J Abnorm Psychol 90: 381–437

Devanand DP, Nobler MS, Singer T, Kiersky JE, Turret N, Roose SP, Sackheim A (1994) Is dysthymia a different disorder in the elderly? Am J Psychiatry 151: 1592–1599

Dilling H, Weyerer S, Castell R (1984) Psychische Erkrankungen in der Bevölkerung. Eine Felduntersuchung zur psychiatrischen Morbidität und zur Inanspruchnahme ärztlicher Institutionen in drei kleinstädtisch-ländlichen Gemeinden des Landskreises Traunstein/Oberbayern. Enke, Stuttgart

Dinan TG (1994) Glucocorticoids and the genesis of depressive illness. A psychobiological model. Br J Psychiatry 164 (3): 365–71

Donaldson SK, Klein DN, Riso LP, Schwartz JE (1997) Comorbidity between dysthymic and major depressive disorders: A family study analysis. J Affect Disord 42 (2–3): 103–11

Duarte A, Mikkelsen H, Delini-Stula A (1996) Moclobemide versus fluoxetine for double depression: A randomized double-blind study. J Psychiat Res 30 (6): 453–458

Dunner DL, Hendrickson HE, Bea C, Budech ChB (1997) Venlafaxine in dysthymic disorder. J Clin Psychiatry 58 (12): 528–531

Dunner DL, Hendrickson HE, Bea C, Budech CB, O'Connor E (1999) Dysthymic disorder: treatment with mirtazapine. Depress Anxiety 10 (2): 68–72

Erikson EH (1969) Kindheit und Gesellschaft. Klett Verlag, Stuttgart

Esquirol B (1820) Melancolie. In: Dictionnaire de sciences medicales. Panckoucke, Paris

Fabrega H, Mezzich JE, Mezzich AC, Coffman GA (1986) Descriptive validity of DSM-III depressions. J Nerv Ment Dis 174: 573–584

Falret JP (1851) Marche de la folie (suite). Gazette de Hôpitaux 24: 18–19

Faravelli C, Del' Innocenti B, Aiazzi I, Incerpi G, Pullanti S (1990) Epidemiology of mood disorders: A community survey in Florence. J Affect Disord 20: 135–141

Farmer R, Nelson-Gray R (1990) Personality disorders in depression: Hypothetical relations, empirical findings and methodological considerations. Clin Psychol Rev 10: 453–476

Ferenczi S (1924) Entwicklungsziele der Psychoanalyse (Neue Arbeiten zur ärztlichen Psychoanalyse)

Flemming CF (1844) Über Classification der Seelenstörungen nebst einem neuen Versuche derselben mit besonderer Rücksicht auf gerichtliche Psychologie. Allg Z Psychiatr 1: 97–130

Flemming CF (1859) Pathologie und Therapie der Psychosen. Hirschwald, Berlin

Flemming CF (1876) Der Zirkel-Wahnsinn. Der Irrenfreund 1: 1–6

Frankl V (1975) Theorie und Therapie der Neurosen: Einführung in Logotherapie und Existenzanalyse. Reinhardt Verlag, München Basel

Freeman H (1992) How the concept of dysthymia has developed: A biological perspective. In: Licinio J, Bolis CL, Gold P (eds) Dysthymia: From clinical neuroscience to treatment. World Health Organization, Geneva

Freud S (1917) Trauer und Melancholie. GW Bd 10: 428–446

Friedman RA, Markowitz JC, Parides M, Kocsis JH (1995) Acute response of social functioning in dysthymic patients with desipramine. J Affect Disord 34: 85–88

Friedman RA, Mitchell J, Kocsis JH (1995a) Retreatment for relapse following desipramine discontinuation in dysthymia. Am J Psychiatry 152 (6): 926–928

Friedman RA, Markowitz JC, Parides M, Gniwesch L, Kocsis JH (1999) Six months of desipramine for dysthymia: Can dysthymic patients achieve normal social functioning? J Affect Disord 54: 283–286

Frommberger UH, Bauer J, Haselbauer P, Fraulin A, Riemann D, Berger M (1997) Interleukin-6-(IL-6) plasma levels in depression and schizophrenia: Comparison between the acute state and after remission. Eur Arch Psychiatry Clin Neurosci 247 (4): 228–33

Gebsattel VE (1964) Imago hominis. Beiträge zu einer personalen Anthropologie. Verlag Neues Forum, Schweinfurt

Gloaguen V, Cottraux J, Cucherat M, Blackburn IM (1998) A meta-analysis of the effects of cognitive therapy in depressed patients. J Affect Disord 49 (1): 59–72

Guelfi JD, Pichot P, Dreyfus JF (1989) Efficacy of tianeptine in anxious-depressed patients: results of a controlled multicenter trial versus amitriptyline. Neuropsychobiol 22: 42–48

Gurland B, Copeland J, Kuriansky J, Kelleher M, Sharpe L, Dean LL (1983) The mind and mood of aging. The mental health problems of the community elderly in New York and London. Haworth Press, New York

Gwirtsmann HE, Blehar MC, Mc Cullough JP Jr, Kocsis JH, Prien RF (1997) Standardized assessment of dysthymia. Report of a National Institute of Mental Health Conference. Psychopharmacol Bull 33: 3–11

Haupt M (2000) VI. Gerontopsychiatrisches Fachgespräch, Düsseldorf 26. bis 27.11. 1999. Fortschr Neurol Psychiatry 68: 239–240

Hayden EP, Klein DN (2001) Outcome of dysthymic disorder at 5-year follow-up: The effect of familial psychopathology, early adversity, personality, comorbidity, and chronic stress. Am J Psychiatry 158 (11): 1864–1870

Haykal RF, Akiskal HS (1999) The longterm outcome of dysthymia in private practice: Clinical features, temperament and the art of management. Journal Clin Psychiatry 60 (8): 508–518

Hays RD, Wells KB, Sherbourne CD, Rogers W, Spitzer K (1995) Functioning and well-being outcomes of patients with depression compared with chronic general medical illness. Arch Gen Psychiatry 52: 11–19

Hellerstein DJ, Yanowitch P, Rosenthal J et al (1993) A randomised double-blind study of fluoxetine versus placebo in the treatment of dysthymia. Am J Psychiatry 150: 1169–1175

Hellerstein DJ, Kocsis JH, Chapman D, Stewart JW, Harrison W (2000) Double-blind comparison of sertraline, imipramine, and placebo in the treatment of dysthymia: effects on personality. Am J Psychiatry 157 (9): 1436–1444

Hellerstein DJ, Little SA, Samstag LW, Batchelder S, Muran JC, Fedak M, Kreditor D, Rosenthal RN, Winston A (2001) Adding group psychotherapy to medication treatment in dysthymia: A randomized prospective pilot study. J Psychother Pract Res 10 (2): 93–103

Helmchen H (1992) Klinik und Therapie depressiver Störungen im höheren Lebensalter; In: Häfner H, Hennerici M (Hrsg) Psychiatrische Krankheiten im Alter. Fischer, Stuttgart Jena New York

Hinterhuber H (1982) Epidemiologie psychischer Erkrankungen. Eine Feldstudie. Enke, Stuttgart

Hinterhuber H (1983) Die Epidemiologie psychiatrischer Krankheiten in einer alpinen Region. Neuropsychiatr Clin 2: 189–199

Hirschfeld RMA, Klerman GL, Keller MB (1986) Personality of recovered patients with bipolar affective disorder. J Affect Disord 11: 81–89

Howland RH, Thase ME (1991) Biological studies of dysthymia. Biol Psychiatry 30: 283–304

Jackson SW (1986) Melancholia and depression: From Hippocratic times to modern times. Yale University Press, New Haven London

Jakobi J (1977) Vom Bilderreich der Seele. Olten, 44

Judd L, Akiskal HS (2000) Delineating the longitudinal structure of depressive illness: Beyond clinical subtypes and duration thresholds. Pharmacopsych 33: 3–7

Judd LL (1997) Pleomorphic expressions of unipolar depressive disease: Summary of the 1996 CINP President's Workshop. J Affect Disord 45: 109–116

Kahlbaum KL (1863) Die Gruppierung der psychischen Krankheiten und die Eintheilung der Seelenstörungen. Kafemann, Danzig

Kahlbaum KL (1882) Ueber cyklisches Irresein. Der Irrenfreund 24: 145–157

Kahn E (1928) Die psychopathischen Persönlichkeiten. In: Bumke O (ed) Handbuch der Geisteskrankheiten, vol 4. Springer, Berlin, 67–71

Katona C, Bercoff E, Chiu E et al (1999) Reboxetine versus imipramine in the treatment of elderly patients with depressive disorders. A double-blind randomized trail. J Affect Disord 55: 203–213

Katzenstein R (1963) Karl Ludwig Kahlbaum und sein Beitrag zur Entwicklung der Psychiatrie. Juris, Zürich

Keller MB, Shapiro RW (1982) Double depression: Superimposition of acute depressive episodes on chronic depressive disorders. Am J Psychiatry 139: 438–442

Keller MB, Lavori P, Endicott J, Coryell W, Klerman GL (1983) Double depression: 2 year follow-up. Am J Psychiatry 140: 689–694

Keller MB, Hanks DL (1995) Course and natural history of chronic depression; In: Kocsis JH, Klein DN (eds) Diagnosis and treatment of chronic depression. Guilford, New York

Keller MB, Gelenberg AJ, Hirschfeld RMA, Rush AJ, Thase ME, Kocsis JH, Markowitz JC, Fawcett JA, Koran LM, Klein DN, Russell JM, Kornstein SG, McCullough JP, Davis SM, Harrison WM (1998) The treatment of chronic depression, part 2: A double-blind randomized trial of sertraline and imipramine. J Clin Psychiatry 59: 598–607

Kemper (1978 und 1988, zit nach Joachim Hinsch) Umgang mit Klienten die unter Depressionen leiden. In: Brandl-Nebehay A et al (Hrsg) Systemische Familientherapie – Grundlagen, Methoden und aktuelle Trends. Facultas Universitätsverlag

Kendell RE, Glourlay J (1970) The clinical distinction between psychotic and neurotic depression. Br J Psychiatry 117: 257–266

Kendell RE (1976) The classification of depression: A review of contemporary confusion. Br J Psychiatry 129: 15–28

Kessler RC, Mc Gonagle KA, Zhao S, Nelson CB, Hughes M, Eshelman S, Wittchen HU, Kendler KS (1994) Lifetime and 12 month prevalence of DSM-III-R psychiatric disorders in the United States. Results from the National Comorbidity Survey. Arch Gen Psychiatry 51: 8–19

Kiecolt-Glaser JK, Glaser RP (1991) Psychosocial factors, stress disease and immunity. In: Adler R, Felten DL, Cohen N (eds) Psychoneuroimmunology. Raven Press, New York, 847–867

Klein DN (1974) Endogenomorphic depression: A conceptual and terminological revision. Arch Gen Psychiatry 31: 447–454

Klein DN, Riso LP, Donaldson SK, Schwartz JE, Anderson RL, Ouimette PC, Lizardi H, Aronson TA (1995) Family study of early-onset dysthymia. Mood and personality disorders in relatives of outpatients with dysthymia and episodic major depression and normal controls. Arch Gen Psychiatry 52 (6): 487–96

Klein DN, Schatzberg AF, Mc Cullough JP, Keller MB, Dowling F, Goodman D, Howland RH, Markowitz JC, Smtih C, Miceli R, Harrison WH (1999) Early-versus late-onset dysthymic disorder: Comparison in out-patients with superimposed major depressive episodes. J Affect Disord 52: 187–196

Klein M (1972) Zur Psychogenese der manisch-depressiven Zustände. In Grassi E (Hrsg) Das Seelenleben des Kleinkindes und andere Beiträge zur Psychoanalyse. Rowohlt, Reinbeck bei Hamburg, 45–73

Klerman GL, Endicott J, Spitzer R, Hirschfeld RMA (1979) Neurotic depression: A systematic analysis of multiple criteria and meanings. Am J Psychiatry 136: 57–61

Kocsis JH, Frances HA, Voss D et al (1988) Imipramine treatment for chronic depression. Arch Gen Psychiatry 45: 253–257

Kocsis JH, Friedman RA, Markowitz JC, Leon AC, Miller NL, Gniwesch L, Parides M (1996) Maintenance therapy for chronic depression. A controlled clinical trial for desipramine. Arch Gen Psychiatry 53: 769–774

Kocsis JH, Zisook S, Davidson J, Shelton R, Yonkers K, Hellerstein DJ, Rosenbaum J, Halbreich U (1997) Double-blind comparison of sertraline, imipramine and placebo in the treatment of dysthymia. Psychosocial outcomes. Am J Psychiatry 154: 390–395

Koegel P, Burman A, Furr R K (1988) The prevalence of specific disorders among homeless individuals in the inner city of Los Angeles. Arch Gen Psychiatry 45: 1085–1092

Koran L et al (2001) Sertraline versus imipramine to prevent relapse in chronic depression. J Affect Disord 65: 27–36

Kornstein SG, Schatzberg AF, Thase ME, Yonkers KA, McCullough JP, Keitner GI, Gelenberg AJ, Davis SM, Harrison WM, Keller MB (2000) Gender differences in treatment response to sertralin versus imipramin in chronic depression. Am J Psychiatry 157 (9): 1445–1452

Kovacs M, Akiskal HS, Gatsonis C, Parrone PL (1994) Childhood-onset dysthymic disorder. Clinical features and prospective naturalistic outcome. Arch Gen Psychiatry 51: 365–374

Kraepelin E (1909–1915) Psychiatrie, 8th ed. Barth, Leipzig

Kraepelin E (1920) Die Erscheinungsformen des Irreseins. Zeitschrift für die gesamte Neurologie und Psychiatrie 62: 1–29

Kraepelin E (1921) Manic-depressive illness. E&S Livingstone, Edinburgh

Kretschmer E (1921) Körperbau und Charakter. Springer, Berlin

Kretschmer E (1936) Physique and character (trans. E. Miller). Kegan, London

Kuhn R (1963) Über kindliche Depressionen und ihre Behandlung. Schweiz Med Wschr 93: 863

Lazarus AA (2000) Multimodale Kurzpsychotherapie. Klett-Cotta, Stuttgart

Lechin F, van der Dijs B, Orozco B, Lechin AE (1994) Plasma neurotransmitters, blood pressure and heart rate during supine resting, orthostasis and moderate excercise in dysthymic depressed patients. Biol Psychiatry 37: 884–891

Lecrubier Y, Boyer P, Turjanski S, Rein W (1997) Amisulprid versus imipramine and placebo in dysthymia and major depression. Amisulpride Study Group. J Affect Disord 43: 95–103

Lee CK, Kwak YS, Yamamoto J, Rhee H, Kim YS, Han JH, Choi JO, Lee YH (1990) Psychiatric epidemiology in Korea. Part. II: Urban and rural differences. J Nerv Ment Dis 178: 247–252

Leibbrand W, Wettley A (1961) Der Wahnsinn. K. Alber, Freiburg München

Leonhard K (1957) Aufteilung der endogenen Psychosen und ihre differenzierte Ätiologie. Akademie-Verlag, Berlin

Leonhard K (1968) Akzentuierte Persönlichkeiten. VEB Gesundheit, Berlin

Liebowitz MR, Klein DF (1979) Hysteroid dysphoria. Psychiatr Clin North Am 2: 555–575

Lizardi H, Klein DN, Ouimette PC, Riso LP, Anderson RL, Donaldson SK (1995) Reports of the childhood home environment in early-onset dystymia and episodic major depression. J Abnorm Psychol 104: 132–139

Maes M, Stevens W, DeClerck L, Bridts C, Peeters D, Schotte C, Cosyns P (1992) Immune disorders in depression: Higher T helper/T suppressor-cytotoxic cell ratio. Acta Psychiatr Scand 86 (6): 423–31

Maes M, Vandoolaeghe E, Ranjan R, Bosmans E, Bergmans R, Desnyder R (1995) Increased serum interleukin-1-receptor-antagonist concentrations in major depression. J Affect Disord 36 (1–2): 29–36

Maier W, Lichermann D, Mines J, Heun R, Hallmayer J (1992) The risk of minor depression in family of probands with major depression: Sex differences and familiality. Eur Arch Psychiatry Clin Neurosci 242: 89–92

Marcus DK, Askari NH (1999) Dysphoria and interpersonal rejection: A social relations analysis. J Soc Clin Psychol 18 (3): 370–384

Markowitz JC, Moran ME, Kocsis JH, Frances AJ (1992) Prevalence and comorbidity of dysthymic disorder among psychiatric outpatients. J Affect Disord 24: 63–71

Marneros A, Deister A, Rohde A (1991) Affektive schizoaffektive und schizophrene Psychosen. Eine vergleichende Langzeitstudie. Springer, Berlin Heidelberg New York

Mathew RJ, Meyer JS, Francis DJ, Semchuk KM, Mortel K, Claghorn JL (1980) Cerebral blood flow in depression. Am J Psychiatry 137 (11): 1449–50

Mayberg HS, Lewis PJ, Regenold W, Wagner HN Jr (1994) Paralimbic hypoperfusion in unipolar depression. J Nucl Med (6): 929–34

McCullough JP, McCune KJ, Kaye AL, Braith JA, Friend R, Roberts C, Belyea-Caldwell S, Norris SLW, Hampton C (1994) Comparison of a community dysthymia sample at screening with a matched group of non-depressed community controls. J Nerv Ment Dis 182: 402–407

Meyer A (1927, reprint 1994) In Memoriam: Emil Kraepelin. Am J Psychiatry 15, Suppl: 141–143

Meyer L (1874) Ueber circuläre Geisteskrankheiten. Arch Psychiatrie 6: 139–158

Meyers CA, Valentine AD (1995) Neurological and psychiatric adverse events of immunological therapy. CNS Drugs 3: 56–68

Mezzich JE, Ahn CW, Fabrega H, Pilkonis PA (1990) Patterns of psychiatric comorbidity in a large population presenting for care. In: Maser JD, Cloninger CR (eds) Comorbidity of mood and anxiety disorders. American Psychiatric Press, Washington, DC, London, 189–204

Miller IW, Norman WH, Keitner GI (1999) Combined treatment for patients with double depression. Psychother Psychosom 68 (4): 180–185

Minkowski E (1923) Etude psychologique et analyse phenomenologique d'un cas de melancholie schizophrenique. J Psychol 20: 543–558

Moldofsky H (1995) Sleep and the immune system. Int J Immunopharmacol 17 (8): 649–654

Neele E (1949) Die phasischen Psychosen. Barth, Leipzig

Neimeyer RA, Baker KD, Haykal RF, Akiskal HS (1995) Patterns of symptomatic change in depressed patients in a private inpatient mood disorder program. Bull Menninger Clin 59 (4): 460–471

Nissen G (1994) Emotionale Störungen mit vorwiegend psychischer Symptomatik; In: Eggers C, Lempp R, Nissen G, Strunk P (Hrsg) Kinder- und Jugendpsychiatrie. Springer, Berlin Heidelberg New York, 169–204

Paykel BE (1971) Classification of depressed patients: A cluster analysis derived grouping. Br J Psychiatry 118: 275–288

Pepper CM, Klein DN, Anderson RL, Riso LP, Ouimette PC, Lizardi H (1995) DSM-III-R axis II comorbidity in dysthymia an major depression. Am J Psychiatry 152: 239–247

Perris C (1966) A study of bipolar and unipolar recurrent depressive psychoses. Acta Psychiatr Scand 42, Suppl 194: 172–188

Pöldinger W (2002) Von der Dysthymie zum „Burn out Syndrom". Der Mediziner 1–2: 10–17

Ravindran AV, Bialik RJ, Brown GM, Lapierre YD (1994) Primary early onset of dysthymia, biochemical correlates of the therapeutic response to fluoxetine, urinary metabolites of serotonine, norepinephrine, epinephrine and melatonin. J Affect Disord 31: 119–123

Ravindran AV, Chudzik J, Bialik RJ, Lapierre YD (1994) Platelet serotonin measures in primary dysthymia. Am J Psychiatry 151: 1369–1371

Ravindran AV, Griffiths J, Merali Z, Anisman H (1995) Lymphocyte subsets associated with major depression and dysthymia: Modification by antidepressant treatment. Psychosom Med 57 (6): 555–63

Ravindran AV, Anisman H, Merali Z, Charbonneau Y, Telner J, Bialik RJ, Wiens A. Ellis J, Griffiths J (1999) Treatment of primary dsythymia with group therapy and pharmacotherapy: Clinical symptoms and functional impairments. Am Journal Psychiatry 156 (10): 1608–1617

Regier DA, Myers JK, Kramer M, Robins IN, Blazer D, Eaton WW, Locke BZ (1984) The NIMH Epidemiologie Catchment Area Program. Historical context, major objectives and study population characteristics. Arch Gen Psychiatry 41: 934–941

Rehm L (1981) Behaviour therapy for depression: Present status and future directions. Academic Press, New York

Reiter L (1988) Über die Anfänge I. Ziele und Zielkonflikte in der Internationalen Arbeitsgemeinschaft für Familienforschung und Familientherapie (AGF). Syst Fam 1: 23–32; Über die Anfänge II. Gruppenprozess und Rangdynamik in der Internationalen Arbeitsgemeinschaft für Familienforschung und Familientherapie (AGF). Sys Fam 4: 141–148

Remick RA, Sadovnick AD, Lam RW, Zis AP, Yee IM (1996) Major depression, minor depression, and double depression: Are they distinct clinical entities? Am J Med Genet 67 (4): 347–53

Resch F (2002) Risikoverhalten und seelische Störungen in Pubertät und Adoleszenz. In: Zapotoczky HG, Fischhof PK (Hrsg) Psychiatrie der Lebensabschnitte. Ein Kompendium. Springer, Wien New York

Riso LP, Klein DN, Ferro T, Kasch KL, Pepper CM, Schwartz JE, Aronson TA (1996) Understanding the comorbidity between early onset dysthymia and cluster B personality disorder: A family study. Am J Psychiatriy 153: 900–906

Roberts RE, Vernon SW (1982) Depression in the community. Prevalence and treatment. Arch Gen Psychiatry 39: 1407–1409

Robins LN, Helzer JE, Weissman MM, Orvaschel H, Gruenberg E, Burke JD, Regier DA (1984) Lifetime prevalence of specific psychiatric disorders in three sites. Arch Gen Psychiatry 41: 949–958

Rosenthal TL, Akiskal HS, Scott-Strauss A et al (1981) Familial and developmental factors in characterologic depressions. J Affect Disord 3: 183–192

Roy A, Sutton M, Pickar D (1985) Neuroendocrine and personality variables in dysthymic disorder. Am J Psychiatry 142: 94–97

Rudolf G (1996) Psychotherapeutische Medizin – ein einführendes Lehrbuch. Enke, Stuttgart, 113

Sanderson WC et al (1990) Syndrome comorbidity in patients with major depression or dysthymia. Am J Psychiatry 147: 1025–1028

Sanderson WC et al (1992) Prevalence of personality disorders in patients with major depression and dysthymia. Psychiatry Res 42: 93–99

Sansone RA, Sansone LA (1996) Dysthymic disorders, the chronic depression. Am Fam Physican 53: 2588–2596

Sarikaya A, Karasin E, Cermik TF, Abay E, Berkarda S (1999) Evaluation of dysthymic disorder with technetium-99 m hexamethylpropylene amine oxime brain single-photon emission tomography. Eur J Nucl Med 26 (3): 260–4

Schlegel S, Aldenhoff JB, Eissner D, Lindner P, Nickel O (1989) Regional cerebral blood flow in depression: Associations with psychopathology. J Affect Disord 17 (3): 211–8

Schneider K (1923) Die psychopathischen Persönlichkeiten. Deuticke, Leipzig

Schneider K (1946) Klinische Psychopathologie. Thieme, Stuttgart

Schneider K (1958) Psychopathic personalities (trans. M. W. Hamilton). Cassell, London

Schultz JH (1955) Grundfragen der Neurosenlehre. Thieme, Stuttgart

Seivewright H, Tyrer P, Johnson T (1998) Prediction of outcome in neurotic disorder: A 5-year prospective study. Psychol Med 28 (5): 1149–1157

Shelton RC, Davidson J, Yonkers KA, Koran L, Thase ME, Pearlstein T, Halbreich U (1997) The undertreatment of dysthymia. J Clin Psychiatry 58 (2): 59–65

Sherbourne CD, Wells KB, Hays RD, Rogers W, Burman A, Judd LJ (1994) Subthreshold depression and depressive disorder: Clinical characteristics of general medical and mental health speciality outpatients. Am J Psychiatry 151: 1777–1784

Sperling M (1959) Equivalence of depression in children. J Hillside Hosp 8: 138–148

Spitzer RL, Endicott E, Robins B (1978) Research diagnostic criteria, rationale and reliability. Arch Gen Psychiatry 35: 773–782

Stark DKW (1838) Allgemeine Pathologie. Breitkopf und Härtel, Leipzig

Stefansson JG, Lindal E, Björnsson JK, Guomundsdottir A (1991) Lifetime prevalence of specific mental disorders among people born in Iceland in 1931. Acta Psychiatr Scand 84: 142–149

Straus E (1960) Psychologie der menschlichen Welt. Gesammelte Schriften. Springer, Berlin Göttingen Heidelberg

Strunk P (1994) Grundzüge der Diagnostik. In: Eggers C, Lempp R, Nissen G, Strunk P (Hrsg) Kinder- und Jugendpsychiatrie. Springer, Berlin Heidelberg New York, 41–65

Szadoczky E, Fazekas I, Rihmer Z, Arato M (1994) The role of psychosocial and biological variables in separating chronic and non-chronic major depression and early-late onset dysthymia. J Affect Disord 32: 1–11

Taucher J, Steinbauer M (1994) Malgruppe – psychodynamische Therapie und Diagnostik stationärer psychiatrischer Patienten. Der Psychotherapeut 39: 158–165

Tellenbach H (1961) Melancholie. Springer, Berling Heidelberg New York Tokio

Thase ME, Fava M, Halbreich U, Kocsis JH, Koran L, Davidson J, Rosenbaum J, Harrison W (1996) A placebo-controlled randomized clinical trial comparing sertraline and imipramine for the treatment of dysthymia. Arch Gen Psychiatry 53: 777–784

Thase ME, Kupfer DJ (1996) Recent developments in the pharmacotherapy of mood disorders: the contribution of psychotherapy and pharmacotherapy to national mental health care. J Con Clin Psychol 64 (4): 646–659

Thomas P, Vaiva G, Samaille E, Maron M, Alaix C, Steinling M, Goudemand M (1993) Cerebral blood flow in major depression and dysthymia. J Affect Disord 29 (4): 235–42

Tomm K (1996) Die Fragen des Beobachters: Schritte zu einer Kybernetik zweiter Ordnung in der systemischen Therapie, 2. Aufl. Auer, Heidelberg (Reihe: Systemische und hypnotherapeutische Praxis, hrsg von Tomm K)

Völkel H (1959) Neurotische Depression. Thieme, Stuttgart

Walcher W (1969) Die larvierte Depression. Hollinek, Wien

Weiller E, Boyer P, Lepine JP, Lecrubier Y (1994) Prevalence of recurrent brief depression in primary care. Eur Arch Psychiatry Clin Neurosci 244: 174–181

Weissman MM, Leaf PJ, Bruce ML, Flario I (1988) The epidemiology of dysthymia in five communities rates, risks, comorbidity, and treatment. Am J Psychiatry 145: 815–819

Weitbrecht H (1952) Zur Typologie depressiver Psychosen. Fortschr Neurol Psychiat 20: 247–269

Wells JE, Bushnell JA, Harnblow AR, Joyce PR, Ookly-Brown MA (1989) Christchurch psychiatric epidemiology study. Part I: Methodology and lifetime prevalence for specific psychiatric disorders. Aust N Z I Psychiatry 23: 315–326

White M (1989) Der Vorgang der Befragung: Eine literarisch wertvolle Therapie? In: Familiendynamik 14 (2): 114–128

WHO (1978) Mental disorders: Glossary and guide to their classification in accordance with the ninth revision of the International Classification of Disease. WHO, Geneva

Winokur G, Clayton P, Reich T (1969) Manic-depressive illness. Mosby, St. Louis

Winokur G, Morrison J (1973) The Iowa-500: Follow-up of 225 depressives. Br J Psychiatry 123: 543–548

Wittchen HU, Essau CA, von Zerssen D, Krieg JC, Zaudig M (1992) Lifetime and six-month prevalence of mental disorders in the Munich follow-up study. Eur Arch Psychiatry Clin Neurosci 241: 247–258

Wolpe J (1971) Psychotherapy by reciprocal inhibition. Stanford University Press

Zapotoczky HG, Fischhof PK (Hrsg) (2002) Psychiatrie der Lebensabschnitte. Ein Kompendium. Springer, Wien New York

Zerbin-Rüdin E (1987) Genetik. In: Kisker KP, Lauter H, Meyer J-E, Müller C, Strömgren E (Hrsg) Affektive Psychosen, Psychiatrie der Gegenwart, Bd 5. Springer, Berlin Heidelberg New York

Zerssen D (2002) Development of an integrated model of personality, personality disorders and severe axis I disorders with spezial reference to major affective disorders. J Affect Disord 68: 143–158

Autorenverzeichnis

Univ.-Prof. Dr. Christian **Barnas**, Klinische Abteilung für Allgemeine Psychiatrie, Universitätsklinik für Psychiatrie, Währinger Gürtel 18–20, A-1090 Wien (e-mail: christian.barnas@akh-wien.ac.at)

ao. Univ.-Prof. Dr. Götz **Bertha**, Univ. Klinik für Psychiatrie, Auenbruggerplatz 22, A-8036 Graz (e-mail: goetz.bertha@uni-graz.at)

Univ.-Prof. Dr. Hartmann **Hinterhuber**, Univ. Klinik für Psychiatrie, Anichstraße 35, A-6020 Innsbruck (e-mail: hartmann.hinterhuber@uibk.ac.at)

ao. Univ. Prof. Dr. Peter **Hofmann**, Univ. Klinik für Psychiatrie, Auenbruggerplatz 22, A-8036 Graz (e-mail: p.hofmann@uni-graz.at)

o. Univ.-Prof. Dr. Dr. h.c. Siegfried **Kasper**, Klinische Abteilung für Allgemeine Psychiatrie, Universitätsklinik für Psychiatrie, Währinger Gürtel 18–20, A-1090 Wien (e-mail: sk@akh-wien.ac.at)

Univ.-Ass. Dr. Claudia **Knoflach-Reichart**, Univ. Klinik für Psychiatrie, Auenbruggerplatz 22, A-8036 Graz

Univ.-Ass. Dr. Theresa **Lahousen**, Univ. Klinik für Psychiatrie, Auenbruggerplatz 22, A-8036 Graz (e-mail: theresa.lahousen@klinikum-graz.at)

Prim. Univ.-Prof. Dr. Herwig **Scholz**, LKH Villach, Abt. für Neurologie und Psychosomatik, Nikolaigasse 43, A-9500 Villach (e-mail: Neurologie@lkh-vil.or.at)

Univ.-Doz. Dr. Maria **Steinbauer**, Univ. Klinik für Psychiatrie, Auenbruggerplatz 22, A-8036 Graz

OA Dr. Birgit **Steinbrenner**, Univ. Klinik für Psychiatrie, Auenbruggerplatz 22, A-8036 Graz

Dr. Nikolaus **Thierry**, Klinische Abteilung für Allgemeine Psychiatrie, Universitätsklinik für Psychiatrie, Währinger Gürtel 18–20, A-1090 Wien (e-mail: nikolaus@thierry.at)

Em. Univ.-Prof. Dr. Hans Georg **Zapotoczky**, Univ. Klinik für Psychiatrie, Auenbruggerplatz 22, A-8036 Graz

SpringerPsychiatrie

Ulrich Hegerl, Michael Zaudig,
Hans-Jürgen Möller (Hrsg.)

Depression und Demenz im Alter

Abgrenzung, Wechselwirkung, Diagnose, Therapie

2001. XIII, 162 Seiten.
Gebunden **EUR 61,–**, sFr 95,–
ISBN 3-211-83569-5

Depression und Demenz sind mit Abstand die häufigsten psychiatrischen Störungen in der zweiten Lebenshälfte. Laut umfangreicher Untersuchungen der Weltgesundheitsorganisation beeinträchtigen beide Erkrankungen in fundamentaler Weise und sogar stärker als fast alle körperlichen Erkrankungen die Lebensqualität der Betroffenen. Der Häufigkeit und der Schwere dieser Erkrankungen wird jedoch wegen unzureichendem diagnostischen und therapeutischen Hintergrundwissen nicht immer ausreichend Rechnung getragen.

Das beklagte diagnostische und therapeutische Defizit für Depressionen und Demenzen bei alten Menschen ist ein gesundheitspolitisch brisanter und nicht tolerierbarer Missstand. Dieses Buch hilft deshalb Ärzten, Psychologen und allen anderen interessierten Berufsgruppen, die richtigen diagnostischen und therapeutischen Entscheidungen zu treffen.

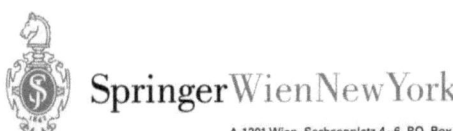

A-1201 Wien, Sachsenplatz 4–6, P.O. Box 89, Fax +43.1.330 24 26, e-mail: books@springer.at, Internet: **www.springer.at**
D-69126 Heidelberg, Haberstraße 7, Fax +49.6221.345-229, e-mail: orders@springer.de
USA, Secaucus, NJ 07096-2485, P.O. Box 2485, Fax +1.201.348-4505, e-mail: orders@springer-ny.com
Eastern Book Service, Japan, Tokyo 113, 3–13, Hongo 3-chome, Bunkyo-ku, Fax +81.3.38 18 08 64, e-mail: orders@svt-ebs.co.jp

SpringerPsychiatrie

M. Kouwenhoven, R.R. Kiltz, U. Elbing

Schwere Persönlichkeitsstörungen

Transaktionsanalytische Behandlung nach dem Cathexis-Ansatz

Unter Mitarbeit von M. Bolten, Nol de Jong
2002. XIII, 386 Seiten. 55 Abbildungen.
Broschiert **EUR 59,80**, sFr 96,–
ISBN 3-211-83781-7

Dieses Buch beschreibt bewährte und effektive Interventionen in der therapeutischen Arbeit mit Patienten, die unter psychotischen oder tiefgreifenden Persönlichkeitsstörungen leiden.
Nach dem legendären „Cathexis Reader" von 1975 ist es das erste systematische und umfassende Werk, das diese Form der transaktionsanalytischen Psychotherapie aktuell und praxisnah darstellt. Dabei wird für jedes Störungsbild der unmittelbare Zusammenhang zwischen Entwicklung, Störungsverlauf, Symptomatik und Behandlungsstrategie dargestellt.

Die praxisbezogenen Behandlungsstrategien sind eingebettet in neuere tiefenpsychologische Ansätze und aktuelle Befunde der bindungsorientierten, entwicklungspsychopathologischen Forschung.

Auf diese Weise bietet das Buch vielfältige Schnittstellen auf praktischer, theoretischer und metatheoretischer Ebene. Fachleute mit unterschiedlichen Orientierungen und Interessen können so die Inhalte zur Ergänzung und Erweiterung ihrer eigenen Arbeitsweise nutzen.

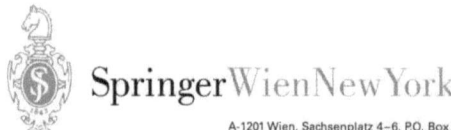

A-1201 Wien, Sachsenplatz 4–6, P.O. Box 89, Fax +43.1.330 24 26, e-mail: books@springer.at, Internet: **www.springer.at**
D-69126 Heidelberg, Haberstraße 7, Fax +49.6221.345-229, e-mail: orders@springer.de
USA, Secaucus, NJ 07096-2485, P.O. Box 2485, Fax +1.201.348-4505, e-mail: orders@springer-ny.com
Eastern Book Service, Japan, Tokyo 113, 3–13, Hongo 3-chome, Bunkyo-ku, Fax +81.3.38 18 08 64, e-mail: orders@svt-ebs.co.jp

SpringerPsychiatrie

Hans Morschitzky

Angststörungen

Diagnostik, Konzepte, Therapie, Selbsthilfe

Zweite, überarbeitete und erweiterte Auflage.
2002. XX, 651 Seiten.
Gebunden **EUR 59,80**, sFr 96,–
ISBN 3-211-83742-6

Angst ist ein menschlicher Gefühlszustand wie Freude, Ärger oder Trauer und hat eine Signalfunktion wie Fieber oder Schmerz. Angst wird zur Krankheit, wenn sie über einen längeren Zeitraum das Leben so stark einengt, dass man darunter leidet.

9 Prozent der Bevölkerung leiden unter einer behandlungsbedürftigen Angststörung, im Laufe des Lebens sind es 15-25 Prozent. Angststörungen stellen bei Frauen die häufigste, bei Männern die zweithäufigste psychische Störung dar.

Der Autor beschreibt anschaulich die 11 Angststörungen nach dem psychiatrischen Diagnoseschema DSM-IV und geht auch auf die diagnostischen Kriterien des international verbindlichen ICD-10 ein. Das Buch bietet einen Überblick über Häufigkeit, Verlauf sowie die biologischen und psychologischen Ursachen der verschiedenen Angststörungen.

Im Mittelpunkt des therapeutischen Teils stehen die Verhaltenstherapie bei den häufigsten Angststörungen, Selbstbehandlungsmöglichkeiten, sowie medikamentöse und pflanzliche Behandlungsmethoden

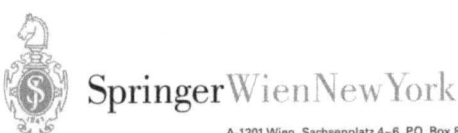

SpringerWienNewYork

A-1201 Wien, Sachsenplatz 4–6, P.O. Box 89, Fax +43.1.330 24 26, e-mail: books@springer.at, Internet: **www.springer.at**
D-69126 Heidelberg, Haberstraße 7, Fax +49.6221.345-229, e-mail: orders@springer.de
USA, Secaucus, NJ 07096-2485, P.O. Box 2485, Fax +1.201.348-4505, e-mail: orders@springer-ny.com
Eastern Book Service, Japan, Tokyo 113, 3–13, Hongo 3-chome, Bunkyo-ku, Fax +81.3.38 18 08 64, e-mail: orders@svt-ebs.co.jp

Springer-Verlag und Umwelt

ALS INTERNATIONALER WISSENSCHAFTLICHER VERLAG sind wir uns unserer besonderen Verpflichtung der Umwelt gegenüber bewußt und beziehen umweltorientierte Grundsätze in Unternehmensentscheidungen mit ein.

VON UNSEREN GESCHÄFTSPARTNERN (DRUCKEREIEN, Papierfabriken, Verpackungsherstellern usw.) verlangen wir, daß sie sowohl beim Herstellungsprozeß selbst als auch beim Einsatz der zur Verwendung kommenden Materialien ökologische Gesichtspunkte berücksichtigen.

DAS FÜR DIESES BUCH VERWENDETE PAPIER IST AUS chlorfrei hergestelltem Zellstoff gefertigt und im pH-Wert neutral.

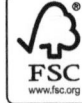

MIX
Papier aus verantwortungsvollen Quellen
Paper from responsible sources
FSC® C105338

If you have any concerns about our products,
you can contact us on
ProductSafety@springernature.com

In case Publisher is established outside the EU,
the EU authorized representative is:
**Springer Nature Customer Service Center GmbH
Europaplatz 3, 69115 Heidelberg, Germany**

Printed by Libri Plureos GmbH
in Hamburg, Germany